普华文化
PUHUA BOOKS

我
们
一
起
解
决
问
题

U0286396

Finding Inner Safety

The Key to Healing, Thriving, and Overcoming Burnout

内在安全感

通往疗愈、能量与成长之路

[英]内里娜·拉姆拉罕 著
(Nerina Ramlakhan)

宋毅　亓昕 译

人民邮电出版社
北　京

图书在版编目（C I P）数据

内在安全感 ： 通往疗愈、能量与成长之路 ／（英）内里娜·拉姆拉罕（Nerina Ramlakhan）著 ；宋毅，亓昕译. -- 北京 ：人民邮电出版社，2023.8
　　ISBN 978-7-115-62289-1

Ⅰ．①内… Ⅱ．①内… ②宋… ③亓… Ⅲ．①精神疗法－研究 Ⅳ．①R749.055

中国国家版本馆CIP数据核字(2023)第128539号

内 容 提 要

比起通过外在的环境、事件或人获得安全感，自我的内在安全感才更有效，更能解决问题，也更能使我们有能力挖掘内心深处的需求，从而开启真正的成长。

本书探讨了压力、韧性、倦怠等问题，作者凭借 25 年作为生理学专家、心理学专家及睡眠专家的工作经验，通过树木疗法，结合 25 个简单、高效的练习，指导那些精疲力竭、备感压力、常常失眠甚至处于精神崩溃边缘的人寻找和判断内在安全感的来源，重塑乐观心态。

本书适合所有渴望梳理内在情绪、化解内心焦虑、应对精神内耗、克服各种倦怠的读者阅读。

◆　　著　　［英］内里娜·拉姆拉罕（Nerina Ramlakhan）
　　　译　　宋 毅　亓 昕
　　责任编辑　田　甜
　　责任印制　彭志环

◆人民邮电出版社出版发行　　北京市丰台区成寿寺路 11 号
　邮编 100164　　电子邮件 315@ptpress.com.cn
　网址 https://www.ptpress.com.cn
　涿州市殷润文化传播有限公司印刷

◆ 开本：880×1230　1/32
　印张：6.25　　　　　　　　　2023 年 8 月第 1 版
　字数：180 千字　　　　　　　2025 年 3 月河北第 6 次印刷

　　著作权合同登记号　图字：01-2022-4258 号

定　价：59.80 元
读者服务热线：（010）81055656　印装质量热线：（010）81055316
反盗版热线：（010）81055315

刘丹

北京大学心理学系临床心理学博士
清华大学学生心理发展指导中心原副主任
中国社会心理学会婚姻与家庭心理学专委会副主任委员

在我30多年的心理咨询工作中，大多数来访者都在经历安全感缺乏的状态——担心考试成绩不佳、焦虑恋爱关系破裂、怀疑自己的工作是否有价值等。只有一个来访者，在身体僵硬地坐着、犹犹豫豫30分钟后吞吞吐吐地、小声告诉我，他的问题就是，没有安全感！在他准备具体说明"没有安全感"症状的细节时，我温和地打断了他。我说："你愿意试试吗？抱着靠枕讲话，可能让你感觉好一些。"我边说边站起身，从门后的柜子里拿出一个靠枕递给他。他接过来抱在怀里，试着变换了几个角度，也用不同的力度感受了几次，然后就紧紧地抱着它，眼睛看向地面，稍微顺畅地讲了起来。

第二次咨询开始，我们刚刚坐好，他就站起来走向柜子，边走边问我："我可以拿一个靠枕吗？"我笑着点点头，又补充说："你可以选择一个你喜欢的。"他打开柜子，站在那里，上上下下打量了几秒，选了一个靠枕。坐到沙发上后，他轻轻地抱着靠枕开始讲话。他看起来比上次放松了很多，讲话中途他也会偶尔和我对视一下了。这个来访者用了四次的时间，比较满意地解决了他的问题。

内里娜·拉姆拉罕博士是印度裔英籍生理学家、睡眠专家、心理学家。她拥有起伏跌宕的人生体验——年幼时家庭多次搬迁、目睹家庭暴力、与母亲分离、姐姐突然离世、三次自杀尝试、多年进食障碍、被诊断为双相情感障碍和复合型创伤后应激障碍、结束两次婚姻、热爱马拉松和野泳等运动。她在《内在安全感》一书中用自己的亲身经历、多重迷走神经等理论和25年的工作经验，全面阐释了现代人失眠、焦虑、创伤反应、精神崩溃的成因以及找到内在安全感的方法。

斯蒂芬·波格斯（Stephen Porges）的"多重迷走神经理论"解释了自主神经系统调节的三种基础生理状态，不同的安全状态决定了不同的生理状态被激活。当感官系统评估环境有危险的时候，会激活战斗/逃跑状态，或者木僵状态；而评估环境安全的时候，腹侧迷走神经系统被激活，人感到安静、平和且能够信任他人。前面提到的那位来访者在刚进入咨询室时，就是接近木僵状态——身体僵硬、视线固定、思维短路、语言断续。而咨询师声音的温暖平和，抱枕的柔软亲肤等刺激，激活了腹侧迷走神经系统，也激活了来访者内在的安全感。

内里娜在后记中写道：归根结底，安全感的追寻之旅是一条回家的路。回归身体的家，回归安放我们的容器，回归我们自己和我们的灵魂。我深深地认同这个比喻——安全感从来不在外界，它在我们的身体中、在我们的心里、在我们的灵魂中。压力、焦虑、早年的创伤等体验，把内在安全感锁死在心底里。我们不用去外面的世界寻找，只要回归内在心灵系统，重新联结内在资源，咫尺天涯的安全感就会重现！

在这本书的第四部分，内里娜分享了给生活带来深远影响和深刻改变的 25 个方法。这些方法简单、实用、效果显著。关于呼吸的方法有三个，其中"米拉式叹息"是用她的宠物狗命名的；树木疗法是作者经过多年实践独创的方法。树木是坚强与韧性的写照，在内里娜眼中，那些古老的树就是内在安全感的化身，不管曾遭遇了什么，它们都历经风雨，永远坚定。在熟练掌握这些方法后，读者就等于拥有了一个修复安全感的豪华工具箱了！

最后，我要提醒亲爱的读者，所有这些好用的工具，一定要用起来，它才会帮助你自己、你的家人、你的来访者，重新找到内心的安全感。就像内里娜写的，"直到为你所用，否则工具就只是工具"。

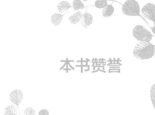

每个人都必须面对压力、挫折、意外，这是生命本身赋予我们的必修课题。应对这些痛苦课题最好的办法，是开始探索并健全自己的内心世界。这本书可以帮你找到你需要的关于内在力量的答案。

——刘大铭

青年作家，代表作品《命运之上》，
宁夏理工学院终身教授，内容创业者

马斯洛曾告诉我们安全感是人类最底层也是最强大的需要。本书作者横跨生理与心理两个领域，缘起于对自身经验的总结和对自然环境的观察，针对高压力人群的生理、情感、心理和心灵四个层面，开发、整合了获得安全感的简单而实用的工具包。从安全感出发，谈及个人成长的重要议题。作者勇于自我暴露的真诚与成为变革者的勇气，恰恰是安全感具足的表现。诚心正意地将这本书推荐给大家，它既可以作为个人自助的工具书，亦可作为企业管理者和心理助人者的案头书。

——赵然

中央财经大学心理系教授、应用心理研究所所长，
中国心理学会注册系统督导师，中国心理卫生协会首批认证督导师

世界上没有绝对安全的生活。所谓安全感，就是带着感恩和警觉创建我们尽可能安全的生活而已。这本书回归安全感的本质，提供了非常具体的方法，帮助我们疏通且滋养内在的心灵土壤，安全感，"敢"安全。

——曲伟杰

心理咨询专家，中国第一家心理学校创办人

如果你得到过完美的养育，那么你不需要读这本书。但正因为没有完美的人，没有完美的父母，没有被完美养育的孩子，所以关于安全感，我们需要为自己做点什么。书中的办法并不是让你突破人性极限，无中生有，恰恰相反，它是去唤醒和滋养那些我们与生俱来，却因各种原因被压抑、扰乱的能力。阅读、思考和实践这本书的内容，我相信你会和自己近一点，更近一点。

——陈茚

心理咨询师，人气心理学博主

当没有安全感时，很多人会向外寻求，希望别人给自己安全感。但这本书告诉我们，真正的安全感只能向内寻求，你的安全感只能你自己给。

——吴冕

蘑菇心理

开 始创作这本书时，我意识到，我的全部身心与所有身份都渴望毫无保留地参与其中。因此，这本书中的内容是多年来已经成为我的"专利"的整合，我想向你展示一个更全面的观点，这个观点不仅能点燃你的智慧，还能打开你的心扉、滋养你的灵魂，并激励你采取行动。

我获得了生理学的硕士学位和神经生理学的博士学位，我还研究过心理学和精神病学。在完成博士后的工作，并结束了几个短暂的学术职位后不久，我就意识到自己对学术研究并不是真的感兴趣。事实上，我意识到我真正着迷的是头脑、身体和心灵的运作。我尤其醉心于那些看似深奥的概念，以及它们如何被科学理论所解释，如果我留在学术界，受到严格的规则与制度的限制，那么我永远不可能追求我的兴趣。当我开始在企业中提供咨询时，我发现这对我来说是很有利的，因为我的许多客户都崇尚逻辑、理性。对于这样的客户来说，将深奥、难懂的事物与科学理论结合起来可能更容易让他们信服。也许这种结合方式也让他们更有安全感。

20 世纪 90 年代，我在伦敦金融城（Square Mile）的体检机构工作，我穿着白大褂，检查企业员工的健康状况。从那时起，我与人们谈论健康问题，并观察生活如何影响人们的健康。他们中不仅有来自律师事务所、会计师事务所、保险公司和投资银行的企业高管，还有警察、学生、卡车司机、患癌并已康复的妇女、精疲力竭的母亲、首席执行官和他们的司机、著名演员、政府官员等。我还曾经在卡皮奥·南丁格尔（Capio Nightingale）精神科医院工作了十多年，具有讽刺意味的是，多年前我曾在那里作为住院病人治疗过一个月。在那里，我与那些身心耗竭的人、有毒瘾的人、有睡眠障碍的人、患有抑郁症、患有焦虑症、感到恐惧和失去希望的人共处。在这本书中，我将分享自己多年来有幸帮助过的一些人的故事片段，向你展示他们是如何找到内在安全感的。

多年来，我学到了很多东西，积累了大量的工具和资源。我乐于在工作中分享它们，同时自己也在实践。我不会分享自己没有实践过的东西，我将与你分享的许多工具可能看起来微不足道，你甚至会怀疑它们怎么可能带来改变，但是有些时候，当我们疲惫不堪、焦头烂额、无所适从的时候，我们没有精力做出重大改变。我发现，这些小变化是一个很好的起点，甚至可能是一个转折点，它可以帮助你摆脱胶着已久的困境。

在这本书里，我邀请你思考你自己，以及书中内容与你的关系。安全感的议题是一个深层的个人问题，它涉及个人的想法、感受和经历。

我还分享了我自己的故事。我分享个人经历的原因是，我想让你们知道，我已经亲身经历了我所谈论的事情，而不仅是研究它。"成为变革者"是我最重要的价值观之一，这意味着我为你们提供的方法来自我的内心深处。从某种程度上来说，我被赋予了影响力，并有很多机会凭借自己的经验帮助他人。

有趣的是，创作本书将我带入了一场深刻的疗愈之旅，我意识到，我需要分享我的故事以帮助更多的人。我发现了一种深深的同情心——对我自己、对我的家人和祖辈，以及他们所经历的挣扎与斗争。我还思考了"我为什么在这里"这个问题。我早就意识到，我在工作时就在践行我的价值观，但我并没有完全意识到，创作这本书是我的价值观的一个重要部分。当我在创作的时候，有些东西在我心里安定下来，我发现了一种更深的内在安全感。这就是当我们找到内在自我时发生的事情，我也看到了这种情况发生在许多人身上。

你们中的许多人也会有自己不可思议的故事，所有这些故事都有共同的主题——颠覆、觉醒和领悟，应对挑战，进入自己的内心深处，寻找并建立支持，使自己拥有一种更深的内在安全感。

我相信你能找到灵感、希望和能量，从而踏上你的旅程。也许我的故事会帮助你了解你自己的故事，并找到属于你自己的旅程。

第一部分   安全的假象：生存习惯的养成

我们的压力水平逐渐上升，心理健康问题与睡眠障碍普遍存在，尤其是对年轻人来说，这些问题更加明显。但我相信，这些都不是真正的流行病；真正的流行病是，我们已经变得与真正的自我失去了联结，并丧失了感到安全的能力。在技术驱动的世界里，我们从某种意义上来说与他人失联。对许多人来说，关系已经变得虚拟、肤浅，仅仅基于文本、字符的联系。但人毕竟是一种社会性动物，我们正是在建立真实和深刻的关系中才能找到真正的安全感。

当我们谈论安全感时，我们到底在谈论什么呢？我认为，我们可以在四个层面上寻求安全感——生理、情感、心理和心灵。人类是复杂的，当我们在生理、情感、心理和心灵这四个层面上是整合、统一的，我们才会感到终极的安全。我将邀请你思考你在这些层面上的感受。这样，你可以更深入地了解你与安全感的独特关系，重要的是，你会发现你将在哪个层面上疗愈自己。

第二部分　借助智能神经系统获得内在安全感

在第二部分，我将向你介绍有关安全感的生理学、神经学知识，以及神经系统在帮助我们生存和发展中所发挥的重要作用。我相信，了解神经系统的工作原理，对于确保你在一个时常令人感到不安全的世界安全地生存至关重要。我还描述了一个重要的、相对较新的生理学理论，这个理论是我在创作这本书时偶然发现的，当时的我正处于自我疗愈中一个特别痛苦的阶段。如今，在临床治疗和日常生活中的实际应用领域，这一理论对于理解创伤变得越来越重要。

第三部分　树木疗法

这本书的第三部分对我来说非常珍贵。起初，我担心自己写的内容是异想天开、不严谨的，也担心会被人说成我就是个树木环保主义者而已。创作这本书需要我闭关一段时间。那是2021年8月，在伦敦，我们期待着新冠感染疫情的结束。人们不知道自己该做什么，世界好像暂停了。我有机会静下心来，从不同的角度思考有关安全感的问题。甚至我的偶像，神经科学家斯蒂芬·波格斯（Stephen Porges）博士和创伤治疗师德布·达纳（Deb Dana），都未曾写过树木的疗愈潜能及它们如何帮助人类获得安全感的能力。

　　什么是外界的"噪声"？是纷纷扰扰的意见和分歧，还是不确定性？在这个问题的驱动下，我的直觉开始强烈地引导我。所有这些"噪声"都会使我们更加远离安全感和确信感。而树木能仅仅凭借它们的存在和生存方式，就可以向我们展示安全感的真正含义。

　　我创作这本书的目的是让你深达内在。只有我们准备好了去抵达自己的内心深处，才能感到安全。这意味着要回到我们与安全感的关系源头或根源——我们从哪里来。我开始思考：如果我们回到人类在地球上的最初阶段会怎样？我们能否得到启示，了解如何在不断变化的世界中感到安全？根据"盖亚理论之父"詹姆斯·洛夫洛克（James Lovelock）的说法，我们与宇宙、地球和大自然有不可分割的联系。

　　在第三部分，我描述了我们与自然（特别是树木）的关系，树木教会我们如何感受安全，以及它何以拥有惊人的治愈力。我相信它也可以教会我们从求生模式中挣脱出来，真正地茁壮成长。长期以来，我们一直痴迷于技术的高速发展和消费主义，以为这就是我们所期待的安全感。现在，我们需要一个不同的视角，一个能让我们回归到我们是谁以及我们真实本性的视角。

第四部分　建立内在安全感的 25 个练习

　　这本书的最后一部分极具实用性。在这里，我分享了自己多年来一直在学习与实践的内容及资源。几十年来我一直与人们分享这些练习，其中一些非常简单，我也一直在练习。

在有关资源的部分，我分享了一些包括我个人经验在内的独特方法。我将带你经历一个过程，这个过程的重点是为我在第一部分中描述的四个关键层面（生理、情感、心理和心灵）带来全面的安全感。在理想情况下，你会通过这些练习来确定它们中的哪些对你最有效。我建议你从"重置"练习开始，因为我的经验告诉我，以这种方式打好基础，将为后面的深层工作做好准备。我曾犹豫是否将这部分称为"工具箱"，但我认为它可以被这样理解，因为建立内在安全感的旅程与如何去"工作"有关，我在书中一直使用这个词，我希望你熟悉它。这关乎如何"工作"，成为一个更进化、更能自我实现的人。我将与你分享一系列工具，这些工具是我从别人那里学到，之后经过我自己的发展和实践，并与无数人分享过的。随着时间的推移，你将更擅长选出工作过程中不同阶段所需的工具。

最后，本书在充满希望和令人喜悦的氛围中画上句号。我在创作这本书时，恰逢许多人感到无望与恐惧。在我们周围，正发生混乱、令人深感不适的变化，我们不知道它会把我们带到哪里。

然而，至少为了我们的后代，现在是时候去传播一种新型"传染病"了，一种即使面对不可避免的痛苦，也具有现实的乐观与喜悦精神的"传染病"。所谓"现实的乐观"，是指这不是虚假的积极性，而是去寻找那些确实存在的真正的希望、喜悦及感激，并在找到的时候将它们传播开来。我们相互关联，互为彼此。我们误以为自己没有影响力，但事实并非如此。我们每个人都有能力抵达自己的内心深处，那里藏着一个安全感的泉眼，而真正的丰盛恰是由此处涌出的。

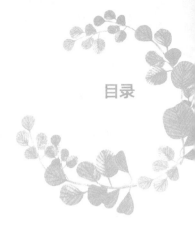

目录

获得安全感是我们最大、最原始的驱动力之一。

我们来到人世间，从出生的那一刻一直到死亡的那一刻，都在不断地寻求内在的安全感。当婴儿出生时，其离开了母亲温暖、安全的子宫，来到了一个明亮、嘈杂的环境中，这可能让婴儿感到极度的不安全。在出生后的最初时刻，母亲体内的催产素（建立爱和信任的荷尔蒙）和内啡肽的分泌处于最高水平，以最大限度地强化母婴之间的联系，进而使婴儿感到安全。母亲和婴儿之间的皮肤接触加深了婴儿的安全感。一旦婴儿有了具体的安全体验，就会开始吸吮母乳，母婴之间将形成更深层次的联结。

安全感对于我们的生存能力和发展能力都至关重要。正如权威的创伤治疗师德布·达纳所说："随着我们的第一次呼吸，我们开始了终身的追求，那就是在我们的身体、环境和与他人的关系中获得安全感。"

我发现了帮助人们睡眠的诀窍（主要是由我自己长期存在的失眠

问题驱动的），基于此，我创作了 3 本关于睡眠的书。技术快速发展，生活节奏加快，而我们却在挣扎着放慢脚步。在全球范围内，睡眠产业迅猛发展，人们发明了高端的床垫、舒适的枕头、遮光窗帘、香薰蜡烛、冥想应用程序等。自从原始的狩猎者躺在山洞里的树叶褥垫上开始，人类已经走过了漫长的睡眠之路。

我发现，当我们感到安全时才会入睡，因此，帮助人们入睡的真正方法是使他们获得安全感，帮助人们茁壮成长的关键是帮助他们获得安全感。

多年前的一天，在下午 5 点，阳光照在一座山上。我因为口渴和徒劳的呼救，喉咙又干又痛。几分钟前，当我从斜坡上滑下来时，右脚踝严重扭伤了，我努力地寻找两小时前出发时攀爬的那条小路。这时，疼痛已经变得无关紧要了。一开始我只是想在山区慢跑 30 分钟，虽然我对这里很熟悉，但我却迷路了，一切看起来糟透了。

我意识到自己心慌意乱，呼吸很不稳定，我强迫自己慢慢呼吸，试图掌控自己的身体。我很懊恼刚才在瑜伽静修营时没有对任何人说我要去跑步，也没有人看到我离开。我穿着运动服，戴着手表，没有手机，也没有手电筒。晚饭将在晚上 7 点开始，会有人注意到我没有出现吗？我的朋友会报警吗？他们会派人来找我吗？我可以在山上睡觉吗？我会遭遇野兽袭击吗？我还能生存下来吗？我的女儿会怎么样？我还能再见到她吗？我越这样想，恐慌就越加剧，于是我放弃了纠结这些事，继续做深呼吸。

一小时后，太阳落山了。大自然对我的恐惧视而不见，金红色的光芒在天空中散落开来。我看到各种颜色的蝴蝶在花丛中飞舞，一群野猪漠不关心地看着我，一只小鹿发现了我，飞快地跑进灌木丛中。此时我没有任何心情去欣赏它们。现在，我愿意付出一切代价，回到由钢筋混凝土构筑的城市，乘上一辆拥挤的通勤列车。饥渴将我引向山谷深处，我在野草和荆棘丛中奋力前行，我趴在地上，感激地喝着涌出的泉水。天空变暗，夜幕缓缓拉开。我从来没有感到如此孤独。在绝望中，我祈祷着找到回家的路，只要能回家，我保证我会成为一个更好的母亲、女儿、姐妹、朋友。最终我没有得到任何回应。

夜幕降临，我一路走着，借着星光和月光，跌跌撞撞地前行。我放弃了在一个荒废的谷仓里暂避的尝试。那窸窸窣窣的声音是什么？是蛇还是老鼠？我曾想过自己可以在这里待到天亮，以更好地观察这个山谷的地势，但我不能这样做，我必须继续前进。现在我已经冻僵了，我用谷仓里的一个破塑料袋做了一件临时的斗篷。

奇怪的是，随着光照度的下降，我的恐慌也在减弱。我现在可选择的出路更少了，因为天黑得我几乎看不到自己的脚。

有时我不知道自己是否还在山路上，但我能做的就是继续走。当我行走时，有一种接近平静的感觉笼罩着我。也许我因为太累了已经没精力害怕，我已经走了五个多小时。我脑海中的声音不知为何发生了变化，它告诉我继续走，持续地向前迈步。我变得更安静、更稳定，我的注意力似乎已经从看向四周，转移到只是试图找到当下的路。我似乎正在调动一个连自己也不了解的且本来就存在的内在"卫星导航系统"。当我这样做时，一种深层的安全感传遍了我的身体，我确信，我会没事的。一小时后，我发现自己走上了一条宽阔的道路，它将我带回了静修营。我已经找到了回家的路。

你有没有过如此迷茫，深陷某种困境，以至于你想知道自己如何生存下去的时刻？你是否曾感到不知所措、恐惧、担心，但你最终渡过了难关？或许你没有过，或许你现在就经历着恐惧和孤单。

我非常了解这种感觉，因为我在生活中曾多次找不到安全感并迷失自我。在山上迷路那次经历很可怕。当然，我大喊大叫、惊慌失措，但我在内心深处找到了一种信任和内在安全感。在某种程度上，我知道我会找到回家的路。

事情并不总是这样的。我已经走过了一段神奇的旅程，学到了很多东西。我学会了如何找到安全感，即便是在最混乱和极具创伤性（经历悲痛、丧失和破坏等）的情况下。我学会了如何在自己的内心深处找到安全感，然后从这里出发，开始行动。当我在山里迷路时，我最终找到并借助这个内在的"指南针"，找到了回家的路。

它的核心就是，你需要在内心深处找到一个深邃的静谧之地，无论你生活在怎样的动荡环境中，都可以到那里获取力量。这是一个内在之所，你在此地与生命联结，特别是那些遭遇艰难、混乱且令人心碎的时刻。

在当今社会，我们需要找到这个地方。有时候，太多的感官信息向我们袭来，我们只是不知道该往哪边走，我们周围充斥着各种喧闹的声音，说"走这边，走那边"。

在如此不确定的情况下，我们该如何辨别方向？我们如何在一个被清醒意识到的、稳定和平静的情绪下进行选择，而不是从肾上腺素分泌旺盛的恐惧下开始？内在安全感存在于我们所有人中，我们每个人的生理结构都可以与这个充满安全感的地方建立联结。许多人在生活中从未找到过这个地方，而我将在这本书中向你展示找到它的方法。当我们找到它时，就可以对生活做出完全不同的回应。我们可以承担风险，敞开心扉，终止有害的关系，停止做那些日复一日、让我们焦头烂额的事情。我们可以真正地茁壮成长。

我所学到的东西是惊人的，但同时也是简单的，我有幸能够在我的著作、研讨会、舞台、电视节目和广播节目中分享这些学问和方法。20多年来，这些方法已经为成千上万人带来了深刻的变化。我期待与你分享。

这个世界是安全的还是不安全的

我们持续、下意识地观察周围的环境，与我们周围的世界产生联系。我们的神经系统能时刻判断我们是安全的还是不安全的，我们能自由发展还是需要为生存而战斗。

这种神经生理学的判断机制——安全还是不安全——影响一切：我们的生活方式以及与他人的关系，我们的行为方式以及健康和福祉，也影响我们做出的选择。

- 现在过马路安全吗？
- 放弃这份工作安全吗？
- 留在这段关系中安全吗？

长久以来，人们一直在求生模式下行事——我在过去 20 多年里一直在观察和思考这个问题。生活节奏加快，我们的神经系统已经无意识地习惯于在求生模式下，习惯性地感到不安全。

换句话说，我们已经习惯了调用自身神经系统的错误部分来生活。我们已经习惯了感到紧张、被过度刺激及无法停下来，也害怕停下来。我们没有安全感，而我们甚至都没有意识到这一点。

十年前我已经开始观察并研究这种现象，创作本书的愿望就在那时开始形成。但彼时我并没有解决所有的疑惑。当我接触到斯蒂芬·波格斯的工作，并阅读了他的《多层迷走神经理论》（*The*

Polyvagal Theory）一书时，一切豁然开朗，连我自己的生活也发生了改变。我感到内心安定了下来，也许是我的神经系统在我找到缺失的部分时安定了下来。

如果我们要茁壮成长，那么现在是时候重置神经系统了。

不安全感来自恐惧

生活不断给我机会与人们谈论安全感。最近，在英国阿斯里奇商学院（Ashridge Buiness School）令人愉快的氛围中，我向一群国际领导人讲述了有关神经系统和安全感的话题。其中有一位成功的商人，他在一家著名的会计师事务所领导着一个大型的国际团队，演讲结束后他走过来对我说："我刚刚意识到自己多年以来是没有安全感的，你的演讲唤醒了我。"

安全感对我如此重要，也许是因为在我生命的大半岁月里，我一直都没有安全感。

当我长大后，我在生活中的每一天都感受着恐惧，以至于我对恐惧的感觉开始变得不敏感，我习惯性地接受了它。直到我 31 岁，当心理治疗师问我"你感觉怎么样"时，我才意识到我大部分时间都在害怕，而不是兴奋（我曾一直告诉自己这是兴奋的感觉）。

我在害怕什么呢？当时我还不知道。我知道的只是有一种不好的感觉卡在我的身体里，我长期感到不安全。这种感觉往往对我有好处，它驱使我跑得很快，我也确实做到了——我曾经完成了 7 次马拉松比赛和 40 多次"铁人三项"比赛。不安全感驱使我去完成任务、赢得胜利、追求完美。我的情绪时而在高涨的能量之间摇摆不定、过度活跃，时而变得退缩、抑郁和疲惫。这两种状态都源于我活在神经系统的错误部分，源于我自己活在了恐惧中。

精神病学家和研究濒死现象的先驱伊丽莎白·库伯勒－罗斯（Elisabeth Kübler-Ross），提出了"哀伤五阶段模型"，这五个阶段分别是否认、愤怒、恳求、沮丧与接受。

　　　世间只有两种情绪：爱和恐惧。所有积极的情绪都来自爱，而所有消极的情绪都来自恐惧。从爱中流淌出幸福、满足、安乐，从恐惧中产生愤怒、仇恨、焦虑和内疚。我们不可能在同一时刻感受到两种相互对立的情绪。如果我们处于恐惧中，那么我们就感觉不到爱；当我们感觉到爱时，我们就不可能处于恐惧中。

当我们感到不安全时，一切都来自恐惧；当我们感到安全时，一切都来自爱。所以，我们要么逃离生活，要么奔向生活。你知道你正在做什么选择吗？

在我崩溃的时候，我是在逃避生活，而不是奔向它。

到目前为止，我被设定为在恐惧模式下运行，有几个原因。例如，我的不良童年经历（Adverse Childhood Experiences，ACE）量表得分很高。在我的整个童年时期，我亲眼看见并亲身经历了我父亲的暴力行为。我看到和听到他殴打我的母亲，有时就在我面前，有时是在关着门的房间里。

在某一次殴打后，我的母亲被迫与我的兄弟一起逃离，我和我的姐姐被留下来与父亲待在家里。

当时我 10 岁，不知道是否还能再见到我的母亲和兄弟。有好几天，我们在父亲身边小心翼翼地生活，然后有一天，他开车出去了，几个小时后，他带着他们回来了。此后没有人再提起这件事，我也"忘记"了这件事。几十年后，在创作这本书的时候，我的兄弟提醒了我这件事。这对我来说是几个重要的转折点之一，它使我能够将几个点连接起来，理解为什么在大半生的时间里，我做出了我所做的选择，它们包括以下几点。

- 我第一次自杀未遂是在 17 岁的时候。在 30 岁前，我又两次试图自杀。
- 我在 34 岁前一直患有进食障碍。
- 我曾因入店行窃被捕。当善良的警察意识到我精神不稳定时，指控被撤销。几周后我遭遇了精神崩溃。我当时 31 岁，在精神科医院治疗了 1 个月，多年后，我被猎头公司找去为这家医院工作了 10 多年。
- 在我童年的大部分时间里，我的姐姐一直是我的主要照顾者，她在 2002 年突然去世，这个变故给我造成了很大的心理创伤。

- 我的两段婚姻结束了，第二段婚姻是突然结束的，我因此遭受了重创。
- 在过去，我被诊断患有双相情感障碍和复合型创伤后应激障碍。

我既不认为自己拥有这些精神病学上的诊断标签，也不认为自己是生活的受害者。

我分享自己的故事不是为了让你同情我。我的最大价值之一就是可靠、真实和诚实。我想让你知道，我了解那种感觉，即感到深层的不安，以至于不想再活下去。当我跌入谷底时，最常见的感觉之一是极度孤独，仿佛没有人能够理解我。这往往还带有羞愧和内疚——"我不应该有这样的感觉""这是我自己造成的吗？我是活该如此吗？"

我想让你知道，你并不孤单，我确实理解这些感受。

安全感来自爱

我不认为自己是一个幸存者，而是一个强者。我现在奔向生命，而不是逃离它。爱支持了我的选择，我不再像曾经那样想离开这个世界了。

不管这个世界怎样，我已经在这个世界上找到了安全感。

最主要的是，我分享我的故事是希望它能激励你继续前进，并且相信，如果你准备好做出改变，那么有些事就会发生在你身上，你也将会发现内心深处的安全感，而且不论这个世界会怎样，你都将更有力量面对困境。

　　我创作本书旨在帮助所有长期以来一直在求生模式下生活并感到恐惧的人。对一些人来说，旧伤口已经被撕开，他们甚至不知道自己正在背负着这些伤痛；对另一些人来说，很多事件本身就造成了伤害和创伤。无论你们经历了生活中大的创伤（严重威胁生命的事件），还是微妙和个人化的小伤害（影响健康和生活质量），我希望这本书都能让你从中获益。它献给所有想要真正茁壮成长的人。

第一部分

安全的假象：
生存习惯的养成

第 1 章

安全感意味着什么

如果你渴望改善世界，那就从增加人们的安全感开始。

——斯蒂芬·波格斯

深陷无益的模式中

多年来，人们因为无法入睡、疲惫不堪、没有精力、焦虑不安，或者仅仅是不快乐而向我寻求帮助。他们已经崩溃或耗竭了，以至于不得不停止工作。我在一家精神科医院工作了 10 年，遇到过很多这样的人。

他们出于各种原因来就诊，他们都陷入了僵局并且希望做出改变，但他们往往不了解改变是有可能发生的。

通常，他们一直被困在"跑步机"上，深陷某种无益的循环中，他们无法改变，直到他们不得不停下脚步。通常，人们甚至没有意识到自己的感觉有多糟糕。许多年前，我曾与一家投资银行的高级交易员及他的 80 名团队成员合作。他在一次早 7 点的团队会议上给了我 20 分钟的时间，让我向他的团队讲讲压力问题。那时我正处于自己演讲生涯的初期，我几乎不拒绝每一件事。虽然我答应了这项工作，但我还没有真正意识到它的挑战性。我们在一个大会议室里，围着一张椭圆形的桌子就座，我坐在桌子的一端。房间里嘈杂、混乱，充斥着不和谐的能量。几十个人在吃早餐，为即将到来的工作补充能量。他们年轻、聪明、活力四射，他们并不想听我谈论职业倦怠。我给了他们一份压力调查问卷，让他们完成，他们笑着吹嘘自己的分数。首席交易员自豪地分享了他的分数，他的分数是全场最高的——85 分（分数不应该高于 35 分）。他对我说："我感觉很好。"但事实上，他看起来毫无生机，皮肤上布满了湿疹，而且体重超标。我离开会议室时备感沮丧。一个月后，我得知他已经崩溃了，正在一家精神科医院接受治疗。

有时我们选择忽视这些症状，因为承认自己有这些症状会让我们感觉不安全。我们只是继续前进，直到我们不能再前进为止。我知道我也曾经是这样的，通常我一停下来就会生病。你熟悉这种感觉吗？

虽然这些已不再是我的行为模式，但我能够与具有不同行为模式的人共事。我们彼此合作，我向他们展示一些摆脱这些模式的方法——如果你愿意的话，可以重新设置自己的模式——然后事情就开始改变了。这些变化在他们的内部和外部同时发生。他们中的大多数人都能不再回到旧模式中，但有时也有少数人会退步。他们无法找到资源、意志力、能量或理由来以不同的方式行事，最终只能转回原地。

但许多人确实在转变。他们找到了自己的声音，不再以旧的模式生活；他们结束了已有的关系或敢于挑战现状；他们敢于离职了；他们搬家，甚至离开熟悉的地区或国家；他们主动寻求帮助。

这些都是寻找安全感的示例。

当你不知道自己是否有安全感时

谈到安全感，我们可能甚至都没有意识到自己到底有没有安全感。

我认为有以下四种选择。

（1）有意识的安全感——我感到安全，我意识到了这一点。

（2）无意识的安全感——我很安全，但我没有意识到这一点。我的世界里一切都很好，我没有考虑太多。

（3）有意识的不安全感——我意识到自己并不安全，有一种不好的感觉。

（4）无意识的不安全感——没有安全感，也没有意识到这一点，麻木不仁，习惯于原始的求生模式。

你知道自己处于什么位置吗？

身体本具智慧——为了让我们生存下来，它要让我们保持安全感，有时也意味着让我们无法感受安全感，因为我们所经历的事情可能把我们压垮。因此，我们学会了自我麻木，把感觉冻结起来。有关这个问题我会在下一章中详细阐述，我们将探索神经系统的工作原理及它是如何保护我们使我们免受威胁的。

首先，让我来问问你：你现在的感觉如何？你感到安全还是不安全呢？

成长、疗愈、学习和进化的过程是在安全状态下持续深入的螺旋式运动（见图 1-1），在这个过程中，我们从无意识的不安全感（不知道）到有意识的不安全感（觉察到有某种不舒服的感觉，感到不适），再到无意识的安全感（尚且没有意识到自己感觉良好），直到有意识的安全感（知道自己很安全）。我们变得更善于发现自己的模式、症状和能量状态，这些能为我们提供更多关于在这个螺旋中自己处于什么位置的信息。这种信息可以让自己安心，因为我们只需知道，自

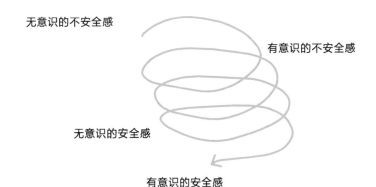

无意识的不安全感

有意识的不安全感

无意识的安全感

有意识的安全感

图 1-1　找到内在安全感的螺旋式旅程

己正在经历角色成长和进化的另一个阶段，而且我们能与这个过程中的不舒适感更好地相处，并运用恰当的方法改善自己。我在这里可以帮到你！

无意识的不安全感

在无意识的不安全感层次，我们是没有自我觉察的。我们没有意识到自己的不安全感，因为我们还没有允许自己停下来。生活可能一直没有迫使我们停下来去感受它。这是一种"幸福的"无知。

我们可能会对以下事物麻木不仁：

- 食物；
- 电视节目；
- 工作；
- 性；
- 药物；
- 运动；
- 酒精；
- 强迫性的忙碌；
- 社交媒体；
- 外界环境；
- 完美主义；

- 自我伤害。

我们也可能因过度纠结自己能不能入睡而"麻木不仁"。这也常常是人们向我寻求帮助的原因。他们不能：

- 进入睡眠状态；
- 保持睡眠；
- 获得足够的睡眠；
- 不再在夜里惊醒；
- 停止磨牙；
- 停止在夜间思考；
- 停止在睡梦中哭喊。

因为他们没有安全感（别忘了，当我们有安全感时，才会入睡）。

当我们处于无意识的不安全感时就会卡在不快乐的状态里——不管是在工作和家庭生活中，还是在我们的关系中。我们无法表达，只是紧紧地攥着拳头、咬紧牙关。我们生活在高度警觉的状态下，甚至没有意识到我们一直在提防着危险。我们一直试图克服这些恐惧，却没有意识到驱动自己的是持续的恐惧和焦虑的背景噪声。

通常，一旦人们习惯处于不快乐和不安全的水平时，他们就不再对它有所质疑——正如我在前文描述的银行家和他的团队那样。

但这也很诡异，在麻木不仁的习惯中存在一定程度的"安全感"，你同意吗？

有意识的不安全感

现在我们知道我们面对的是什么了。

也许我们感受过了精疲力竭、崩溃或突破才走到这一步。不管是什么途径带我们走到这个意识水平，我们已经知道自己处于不良状态，这不是自己想要的生活方式，有些东西需要改变。

你现在开始有感觉了，真正开始去感受。你的神经系统被点亮、被激活。神经系统变得很"神经"。你可能感到不满、愤怒、悲痛欲绝、害怕、心碎、迷失、困惑、悲观、失望。有时，你甚至可能感到绝望和抑郁。这一切意义何在呢？

当我们达到这个意识水平时，产生这些感受是正常的。麻木、长期冻结的感觉正开始解冻。如果我们允许这个过程发生，与它共处，和它同呼吸，就会战胜黎明前的黑暗，准备好迎接之后的曙光。我将说明这一点是如何做到的。

无意识的安全感

这是一个奇怪的意识水平。我们怎么可能既感到安全又不知道自己是安全的呢？我们可能曾经沉浸在"不安全感"中，以至于我们太习惯那个阶段的"症状"了。直到生活开始向我们展示某些特殊时刻，我称之为"灵光一闪和惊鸿一瞥"。当我们发现自己因某事而开怀大笑时，一种发自内心深处的喜悦会不期而至地涌来。我们惊讶于自己的声音，因为我们已经很久没有真正笑过了。

你感觉到既满足又平静——有时没有特别的原因，可能只是觉得自己的皮肤很好。

虽然你的外在没有发生特别的变化，但你会发现自己的内心深处存在某种强大、稳定的东西。我们确信，无论外部世界发生什么，我们都会好起来。

我第一次产生这种感觉是在 1999 年。当时我坐在布里斯班某个房子的阳台上，我离婚了，也辞掉了工作，自行停止了服用一种稳定情绪的处方药（这有违医嘱）。从各方面来看，我断然中断药物依赖是在有意无意地由着自己"跌落"。我坐在那里喝着咖啡，试图把我的感受倾注到日记里，希望能让自己摆脱恐惧和孤独。

然后——感觉这一切就像是在瞬间发生的——我停下笔，抬起头，一切都变得不同，显得更加生动了。我觉得我好像是第一次真正在欣赏大自然。突然间，绿色更新鲜了，鸟儿唱得更响亮了，春天的阳光照在我的皮肤上，我感受到了生命的活力。我的感觉是活生生的，像在跳舞。我感到快乐、平静，我充满感激之情。我的外部世界并没有发生任何变化。这只是一个瞬间，但这是一个重要的时刻，在这一时刻，我的内在世界发生了一些变化，它们永远改变了我的生活。

这是我第一次有意识地体验到安全感——尽管当时我并没有这么

说。我只知道我经历了一种深层的满足感，那是一种我未曾感受过的平静，我想要更多地体会这样的感觉。重要的是，我知道我可以拥有更多这样的感觉——我只需要放慢脚步，回到我内心的这个地方。

在布里斯班的那个阳台上到底发生了什么？有人可能称之为：

- 觉醒；
- 恩典时刻；
- 意识的转变；
- 突破。

在我努力理解它的过程中，我读了很多书，这些书用宗教、灵性，甚至科学的术语来描述这种时刻。我的脑子总是想把它们搞清楚。

我所知道的是，那是我第一次有意识地体验到安全感。你也曾有过这种感觉吗？如果有，你的体验是什么？

有意识的安全感

这是一个目的地。它是隧道尽头的光。

安全感是一种深刻、具体化的感觉，它存在于身体中。我必须继续使用这些词，因为我不希望你将安全感视为一种思维过程，例如，我感到安全是因为我有好朋友，我感到安全是因为我的妻子爱我，我感到安全是因为我升职了，我感到安全是因为我在银行里有存款。

我不否认这些方面很重要，但我写这本书的主要目的是帮助你找到一种深刻内化的安全感，这样即使在没有这些可取之物存在的情况下，你也能感觉到稳定、踏实、强大和灵活。

这才是真正的安全感。

生活如此不完美且变化无常。我们对它的控制力实际上远比我们认为的要小。

安全感的四个层面

人类是复杂的，我们是一种多维度的存在物。因此，安全感可以处于四种不同的层面。

当我描述这些层面时，你可能会考虑它们如何适用于你。你可能会意识到，你在某些层面上安全感非常高，但在其他层面上却没有安全感。然而，这些层面并不是截然不同或彼此分离的，而是相互联系且彼此作用的。

生理

人们在熟悉的环境中最有安全感，住所、足够的食物和水、足够的钱、友善的家人和朋友，等等，这些都能为人们带来安全感。在马斯洛（Maslow）的需求层次理论中，这就是金字塔的底层。生理层面的安全感也意味着你有足够的活力和力量在必要时与威胁做斗争，你有精力过上充实的生活，实现自己的目标。

在你的身体中也有安全感，你知道它是强大、有生命力、灵活和可适应的。它能经受得住考验，也能承受得住压力。它是可以随机应变的。

正如诗人约翰·奥多诺霍（John O'Donohue）所说："身体是你的瓦房，是你在宇宙中唯一的家。"当你的身体感到不安全时，你可能会感到虚弱、无力、恐惧、困顿或僵硬。你对自己失去信任。缺乏安全感会以各种方式表现在身体上，包括失眠和不安，甚至疼痛。当你对自己的身体没有安全感时，感觉到麻木或不踏实也很常见。

情感

当你在情感层面有安全感时，你就会以温暖、有爱的人际方式与生活建立联结。你有情感上的灵活性，可以从失望、挫折和损失中跳出来。你可以安全地感受一系列的情绪，从愤怒、悲伤和恐惧，到快乐、平静和喜悦。对我来说，感受我需要感受的任何东西，感受我在这一刻的感受，都是安全的。我相信在危机时我可以寻求帮助，并依靠他人的支持度过危机；我相信自己会敞开心扉，向他人展示真实的自己；我相信自己能勇敢地爱另一个人，即使我可能会受到伤害。

当你在情感层面没有安全感时，你就会把自己封闭起来。你变得不相信别人，谨小慎微，经常评判他人。你可能会自我隔离，在关系中逃避，甚至寻找离开的借口；或者在关系中过度焦虑，不断寻求认可和承诺。你可能不相信自己能说出来真正想说的，所以你会自我退缩，害怕向别人展示真实的自己。因为你的不安全感，所以你借助运动、食物、性、无聊的电视节目、酒精来自我麻木（你可以随意补充自己的麻木清单）。

心理

当你在心理层面有安全感时，你知道何时说"不"，何时说"是"。你感到专注并且有使命感。你可以发掘创造力并相信自己的直觉。你的时间是宝贵的，你知道如何利用它。在这个信息超载的时代，你知道什么时候可以停下来，让头脑休息一下，你觉得这样做很安全。你知道如何识别和克服悲观主义及自我鞭挞的倾向，你知道当这些倾向不可避免地出现时，如何平息它们。

当你在心理层面有安全感时，你就能够合理地管理时间，以便保持专注而不至于使自己精疲力竭。你知道什么时候该说"不"，也不害怕说"不"。你不会被大脑中的"疯猴子"①所支配，它说你不可能停下来。

当你在心理层面没有安全感时，你就不得不倚仗或停留在战斗的模式中。你被"必须做""应该做""不得不做"等念头所支配，而这

---

① "疯猴子"此处指快速变化的念头。——译者注

将使你永远认为自己不够好。你很少注意或庆祝自己的成功。你对成功轻描淡写，或者你甚至可能为它们感到羞愧。你患上了"冒名顶替综合征"①，成了"极端完美主义者"。

心理层面的不安全感会以紧绷和僵硬的形式蔓延到身体上，例如，关节吱吱作响和酸痛，背部疼痛，下颌、颈部和肩部紧张，消化不良和肠易激综合征。你躺在床上无法入睡，一天下来烦躁不安，很多事情无法释怀。如果你以这样的方式牢牢地困住自己，最终就会导致疲惫、慢性疾病和精力耗竭。

心灵

这是终极安全层面。当你在心灵层面有安全感时，你相信生命有其过程。即使事情出了差错，你也相信自己会没事的。你能够与内心建立联结，这使你感到平静、安心并受到鼓舞。你知道什么是重要的——你的价值观——并且致力于遵循这些价值观来度过一生，即使有时会以牺牲某些方面为代价。你可以接受混乱，看到这是你所面临的"必修课"，甚至是一种"礼物"。你可以看到这一切背后的原因。

当你在心灵层面有安全感时，你就会有一种确信感。即使在逆境中，你也有信念。你与自己的价值观保持一致，并且能够按照这些价值观生活。你不断地寻找意义，知道它的重要性。你拒绝扮演受害

---

① "冒名顶替综合征"是指一种不配得感，有这种心理的人无法将自己获得的成功归功于自己的能力。——译者注

者，从不放弃享受生活。你能认识到每一个伤口都会带给我们更深层的疗愈和更大的力量。你勇敢地追求目标，并且知道它能给你带来最终的快乐和最深层的安全感。

安全感对你来说意味着什么

你为什么会阅读这本书？安全感对你意味着什么呢？

我们每个人与安全感都有不同的关系。在写这本书的过程中，我邀请过许多人思考安全感对他们来说意味着什么。

一些人谈到了与家人、朋友、邻居的关系，许多人谈到了拥有稳定的工作，银行里有存款，有自己的房子。当然，在我创作这本书时，正值新型冠状病毒的流行，许多人谈及自己缺乏安全感因为他们不知道是否可以出门，戴口罩还是不戴口罩，能不能拥抱其他人，是否接种疫苗，是否可以拥抱接种过疫苗的人。安全感的问题是不可回避的。

有些人不知道，也无法回答这些问题。还有些人说这些问题让他们感到非常不舒服，甚至有点难过。通常这些人都无法回应我。

由外而内，由内而外

我在社交媒体上调查了一群人，他们自称是"痛并快乐者"，他们的答案非常具有启发性。这群人曾经遭受过极端的创伤和逆境，但他们已经渡过难关，不再把自己视作他们所经历的事情中的受害者。他们认为自己真正获得了成长。

与我调查的大多数人不同，他们的注意力主要集中在自己的内在感受上。他们似乎并不关心外部世界发生了什么，他们内心世界的状态才是最重要的。仿佛他们在生活中经历了许多创伤，以至于他们被迫去寻找更深层次的内在安全感，以便茁壮成长。他们中的许多人还表示，他们有一种强烈的意识，即与自身以外的事物及外部世界联系在一起，这对他们来说是一个重要的安全感来源。

许多人从自身以外寻找安全感。这已经成为他们常规的生存方式及他们的处世之道——早上醒来，伸手拿起手机，开始思考一天中会有什么安排，世界上正在发生什么，自己能否跟上这样的生活节奏，自己是否足够好，等等。

安全感已经变得完全外化了。我们依赖新闻或社交媒体的报道来告诉自己该如何去感受。我们已经忘记了如何与自己相处，如何享受安静的早晨，如何简单地接受来自生理、思想、心灵的信息，我们已然忘记了如何去倾听。

当我们由外而内对生活做出反应时，到头来我们就只能被生活牵着鼻子走。外面正发生的事决定了我们当下的感觉，我们接下来会做什么？我们会如何思考和行动？我们是否会感到安全？在现实中，因为我们对外面的世界所发生的事情几乎没有选择，因此我们成为外部环境的牺牲品（见图 1-2）。

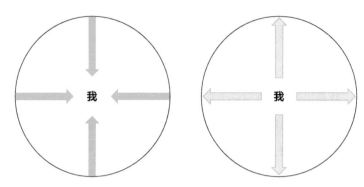

图 1-2　比较由外而内与由内而外两种模式

　　如果转移焦点，由内而外地对生活做出回应——就像那些痛并快乐者那样，像我多年前在布里斯班所经历的那样，我们就能应对生活。我们发掘来自深层的资源和力量，当这条路径被尝试得足够多时，它就会成为使我们感到安全的路径。道路的重新设置不仅是一种心理过程，它还嵌入了我们的神经系统中。只有了解自己的神经系统并与之共处，我们才能真正找到内在安全感。

反思练习：踏上你的旅程

　　我敦促你考虑一下你与安全感的关系，以及它对你意味着什么。当你这样做的时候，请善待自己，因为这可能会激起某些感受。这很正常。

　　我邀请你现在完成以下练习。建议你在阅读这些文字时，点上一

支蜡烛或坐在自然的环境中。请准备好纸和笔来随时记录自己的思考
与洞见。

请思考以下这些问题。

- 安全感对我来说意味着什么？
- 我是如何知道我有安全感的？
- 我最近什么时候感到了真正的安全？我当时在做什么？
- 有什么事情发生，还是我只是经历了某种感觉？

如果你发现这些问题难以回答，不必担心。在阅读本书的过程
中，不断回想这些问题对你可能会有所帮助。现在，只要记住这些问
题就足够了。

我将引导你进入一个与自我共处的深度旅程。在你阅读这些文字
和做这项工作时，请考虑一下有什么可能帮到你。

你甚至可以建立起支持系统——也许是一个或一群志同道合的朋
友——他们将与你一起踏上这段旅程。

第二部分

借助智能神经系统
获得内在安全感

第 2 章

导致不安全感的因素

对安全感的追求是完满生活的基础。

——斯蒂芬·波格斯,《多层迷走神经理论》

以原始的求生模式生存

"为什么这些人走来走去,好像他们已经准备好要战斗了?"

这是 20 多年前我问我的上司马尔科姆(Malcolm)的问题。我穿着白大褂,在莫尔盖特(Moorgate)一个脏兮兮的地下室诊所工作,我正在测量生活在城市里的专业人士的健康水平,他们包括银行家、律师、会计师、保险业务员、司机和办公室管理员。

他们中的许多人似乎都有一些共同的特点。他们都在努力工作,这样才能在激烈的竞争中得以生存,这反映在我记录的数据中。我们所做的实验表明,这些人承受了很大的压力,并以原始的求生模式生存。他们习惯于很浅、急促的呼吸,心电图和血压显示出有生理压力的迹象，血液和体脂水平很高。事实上，在那些日子里，我和我的生理学家同事创造了一个短语"躯干增厚"，用这个措辞描述身体中段的脂肪堆积。研究表明，压力导致皮质醇水平升高，从而导致腹部脂肪堆积和血脂增加，这是身体对抗压力的方式。

所有的数据都在描绘一幅城市"狩猎 – 采集者"的求生画卷，那里有一群正在努力克服压力的人。在通常情况下，我们很难与这些人接触，他们似乎生活在不同的时区。他们不耐烦，他们动力十足地想着下一件需要做的事情。只是心不在此时此地。

这是我第一次真正意识到理论研究的预期假设和实际测量的数据不匹配。在实验室中测量生命指标与在培养皿和试管中做测量有点不同。

我开始对这些人所处的环境中所发生的事情感兴趣，他们的生理机制正在以这种智能方式运作。其实我想让你明白，我们的生理机能是有智慧的，它能读取我们的环境信息并做出相应的反应。这就是我在本书开篇描述的我们的自主神经系统的作用——有安全感还是没有安全感？

那么，在当时我们的世界正发生着什么？我开始关注在城市"狩猎 – 采集者"的世界里，到底发生了什么。

一个急剧变化的世界——变化、噪声、需求和技术

我们不再按照自己的自然节奏和身体节律行进，而是按照"在更短的时间内做更多的事，加速，跟上！"的狂热节奏匆忙前行。我开始在法律界和其他专业服务公司举办名为"管理节奏"的热门工作坊。

詹姆斯·格莱克（James Gleick）在他的《更快》（*Faster*）一书中描述了时间的加速是如何在心理上、神经上和生理上将我们所有人拉伸到极限的，而我正在实验室中直接测量这一点。

通常，我会在那些本来自以为身体健康的年轻人身上看到这些扭曲的数据，他们的生活在各方面都是安全的——优渥的工作、稳定的关系、美丽的居所，以及和谐的人际关系。那么为什么他们在生理层面的反应还是把自己武装起来，如临大敌呢？

而这与不安全感有什么关系呢？这就是我感兴趣、想一窥究竟的地方。

我知道（当然也熟悉），我们的生理机能和整个神经系统是基于安全与否的前提而设计的。

我们的自主神经系统是调节所有非随意生理过程的重要系统，如心率、血压、消化、呼吸、性功能、休息和睡眠。当我们感知到自己并不安全时，自主神经系统能促使我们对抗威胁。

因此，我们当下的反应是基于我们对外部世界的感知做出的。这

与客观上的外部世界是否安全没有关系。这一切都归结为一个简单的认知：我的神经系统感觉我所处的环境是安全的还是不安全的？

现在难题来了，因为当我们的头脑认为自己是安全的，但我们的身体感觉并不安全时，我们就会陷入困境——安全的假象困境。

这就是我在实验室里测量的东西——外部世界的快速发展正在拉扯我们并驱使我们试图跟上节奏，而导致我们无法直接控制好自己的身体——至少在当时我们的身体无法自控。像瑜伽、正念、冥想只能使我们找回一点点对身体的掌控感。

因此，我们面临的情况很直观，即头脑层面自认为安全的人，他们的生理层面感到并不安全。他们理智上知道自己是安全的，但他们感觉不到安全。当我们正加速跟上外部世界的步伐时，它像机器开始运转一样发出轰鸣。烦躁、焦虑和多重任务成了家常便饭，而身体"聪明"地开始调整，以便做好应对威胁的准备，而这也成了一种常态。

然而问题出在大脑的思维和身体的感觉之间的脱节。

我们可能思考一件事，但感觉的是另一件事。我们聪明、理性、智慧的头脑告诉自己"这没关系，我会渡过这个难关的，我可以做到"，但我们的身体却在标记着别的东西。夜晚，当我们回到孩童般的睡眠状态时，我们卸下防御，这个"别的东西"就会冒出来。储存在身体里的感觉在我们的意识中升起——通常是在凌晨 2 点到 4 点之间的某个时间点。有时我们刚躺在床上，身体的感觉就触发了"疯猴子"——我们的大脑正喋喋不休地发出声音告诉我们，"我们并不安全"，不断地强化我们处于求生模式的身体感觉。

在我们能理解和驾驭神经系统的运作前，我们一直被困在这种错位的状态中，即我们想当然的所思所行，与我们身体的真实感受相错位。

真正的工作在于尝试理解我们的神经系统，并和它友好相处；这种工作还在于理解我们发展内在安全感的真正根源——它植根于我们的童年，甚至早在我们还在母亲的子宫里被孕育时，以及还可以追溯到我们的祖辈。关于安全感，我们可以横向追溯人类的遥远历史，也可以纵向探索得很深。

正如德布·达纳所描述的，有关安全感的生理学是"使人产生安全感继而去热爱生活和承担风险"的科学。我的信念是，当我们了解身体的运作状态及其产生原因，更重要的是理解我们如何引导自己对生活做出回应时，就是我们可以自我实现的时候。

第3章

智能的神经系统

在所有的教育中，最伟大的事情莫过于使我们的神经系统成为我们的盟友，而不是敌人。

——威廉·詹姆斯（William James），《习惯》（*Habit*）

有关安全感的科学的核心原则

你现在正在读的内容是本书最重要的部分之一，它能帮助你科学地了解安全感。我建议你不要忽略或跳过这一章，我希望你能清楚地了解我们的生理机能是如何对安全或不安全的感受做出反应的。更重要的是，我希望你能清楚地了解你对外部世界的反应以及外部世界给你带来的日常挑战。拥有这种自我意识将帮你做出有利于自我成长的选择。

在撰写本章时，我旨在让大家了解斯蒂芬·波格斯和德布·达纳的杰出工作。为此，我将向你介绍以下有关安全感的科学的核心概念。

- 自主神经系统三个分支的参与使我们能够保持安全感。
- 这三个分支如何遵循特定的演化时间表进化？它们是怎样在日常生活中发挥作用的。
- 摆动和调节。在日常生活中，我们如何在神经系统的三个分支之间来回摆动，以调节生理机能并有利于个体自我成长？反之，我们不这样做会发生什么？
- 神经感觉。我们如何感知我们周围的世界？
- 内感受。这是一种不太为人所知的感觉，它可以帮助我们了解我们的身体运作状态。
- 社会参与。我们如何与我们周围的世界接触，以建立安全、信任和有爱的联系。
- 表观遗传学。我将分析我们是如何深化与安全感的关系的，也许比你想象得更深。我们今天以何种面目出现在这个世界上，以及将来又会怎样，都是我们之前的经历所决定的——我们被孕育的经历、出生的经历，甚至祖辈的经历，都会刻在神经系统中，在"当下世界"中发挥作用。有时事情可能看起来不合逻辑或令人困惑，以至于我们经常产生这样的疑惑："为什么我会有这样的反应呢？"了解我们与安全感之间的关系可能需要我们以退为进，这样我们就能获得力量和信念，以便茁壮成长。

生命中的一天

情境一

　　她被手机闹铃猛然惊醒。她特意设置成强劲的、响亮的闹铃音乐，这样她才能被唤醒，因为她这些天实在太累了。她呻吟着，抓起手机，并把它置于"稍后提醒"的状态。第二次闹铃似乎只发生在几秒之后，这次没有"稍后提醒"的设置了。她拿着手机，心里盘算着接下来的一天。虽然她的身体还没有离开床，但她已经游离在外面的世界了。不得不做的事、必须做的事、应该做的事汹涌而来。她的身体紧绷，胃部轻微痉挛还有点恶心。她早上没有时间吃早餐，也不想吃。到了上班时间，她匆忙赶到地铁站，奋力争夺一个座位，没能如愿。她不得不在拥挤的车厢里全程站立了。工作如此疯狂，连续地开会，她在办公桌上抓紧时间吃午饭，同时处理电子邮件。下午 6 点下班，她已经疲惫不堪，这意味着去健身房的计划又泡汤了。今天是星期五，也许她会在周末的某个时间去健身。她精疲力竭地倒在沙发上，旁边有一份快餐和一杯红酒。她对永无止境的枯燥生活感到厌烦，并有些绝望。

情境二

　　我正坐在悬在河上的一根倒了的树干上，这条河是我一整年都愿意畅游其中的地方。在温暖的夏日，我坐在那根树干上把双腿伸进河里，享受着水的宜人凉爽。天气不太热，这一切简直太完美了。米拉——我拯救的流浪犬正兴奋地四处嗅着，在湿滑的树干上跑来跑去，向我炫耀，它总是这样。我在惬意地收听播客，内容是理查德·鲍尔斯（Richard Powers）的《上层》（*Overstory*）。这本当之无愧的普利策奖获奖作品，讲述了人类与树木及自然的关系。我的世界里一切都很好。

几秒后，这种情况就发生了变化。

米拉在树干上滑倒了，我正向前伸手去抓它，手机从我裤子的后口袋里掉落了。我听到扑通一声！之后我就再也听不见鲍尔斯的播客了。

这条不怀好意的河已经卷走了我的手机。刚刚几秒前还被我喜爱的这条河，现在，我恨它。

我难以置信，像遭遇电击一般。我的心跳加速、思维飞速运转、口干舌燥、喘不上气。我无法呼吸，感觉到一阵恶心。在晕头转向中，我无法接受任何善意的建议。

我遭遇了惊恐发作！来人啊！有人能来帮我一下吗！

我感到自责、内疚、羞愧（我怎么会这么蠢呢？我为什么会这样？我为什么没有那样？）

我经历了悲痛和哀伤情绪——我失去了什么？有什么可以挽回的吗？

我有些迟钝，不能有条理地思考。然后我更多地回归现实

感，内心平静下来，开始解决问题，去寻找机会，形成解决方
案，最后找回了安全感。

在情境一中，许多人就是那样开始一天的工作的；情景二，就在
几天前，在我家附近的河边，我把手机弄丢了，并且无法挽回。这两
个情境都说明了神经系统是怎样变得神经兮兮的。

两者的共同点是，我们的认知产生于大脑，也源于我们对每天
都可能发生的外在现实生活做出的反应，这导致了神经系统的动荡不
安。而现实中并没有蒙面袭击者、长毛猛犸象，也没有剑齿虎出现。

在情境一中，我经历了"我还有什么储备吗？我怎么能跟上进
度？事情实在是太多了！我不能应付了"这些心理活动，我们会想，
"我必须更加努力才行"。对持续不断的内心需求而产生的生理反应，
与我在手机落水事件中所经历的短暂、剧烈的冲击相比，更加不容易
被察觉到。收件箱里的邮件正等着我回复，还有来自社交媒体的持续
压力。当然，还有因为自己内置的完美主义而产生的冒名顶替综合
征——因无视自己内心的需求，而不近情理地逼迫自己过度工作，理
想化地希望自己成为最优秀的那个人。

我们再回到情境二，我的头脑创造了不安全感。没有手机，我如
何生存？我如何与他人联系？

这些听起来可能很牵强，但有一段时间（约几个小时），失去手
机对我就像一场生存危机。我丧失了安全感。我感到无依无靠、无牵

无挂、迷失方向。当时，我知道我反应过度了，但在我长达一年多的独自生活的时候，手机对我来说确实很重要。从理性角度出发，我知道发生的事情并不是一场大灾难，但是我的身体却以不同的方式做出反应，就好像它已经受到了威胁。

事实上，我经历了哀伤周期的八个典型阶段。

- 震惊和否认。
- 痛苦和内疚。
- 难以置信和麻木不仁。
- 愤怒和讨价还价。
- 抑郁。
- 拐点。
- 重建和消解。
- 接受和希望。

威胁可能真实存在，也可能是想象中的。当我们开始感觉到现实生活对我们的生存构成威胁时，问题就产生了。找回内在安全感的能力与确认和处理具体的经验有关。以我的手机落水事件为例，我理性地知道自己是安全的，也知道这个讨厌的（也让我付出代价的）事故对我的生存没有构成太大的威胁，但我的生理反应一开始是受到强烈刺激的。一旦对具体经验的响应被处理好了（我将在后面章节解释怎么做到这一点），我就获得了一种平静和接纳的状态，你甚至可以把它当作一种机遇，因为在接下来没有手机打扰的三天，我开始享受生活带给我的祥和与质朴的感觉了。

无论它到底是什么，也无论它来自哪里，我们会，或者更确切地说，我们的神经系统会持续地扫描周围环境，寻找并管控风险，同时改变我们的生理状态，以创造与外界联结或断开的模式。我们的神经系统是一种监控系统，它不断扫描我们周围的环境并向大脑发送信号。这些信号之后由大脑转化为种种信念来指导我们的日常生活。

正如 19 世纪的心理学家威廉·詹姆斯所说："在所有的教育中，最伟大的事情莫过于使我们的神经系统成为我们的盟友，而不是敌人"。

当你与你的神经系统交好时，你就有了选择权。你学着倾听内在的声音再做选择，这里就蕴藏着自由。在倾听的过程中，你一边倾听内在发出的声音，一边问自己下面这些问题：

- 这是什么意思？
- 它在告诉我什么？
- 我要如何做出反应？
- 我是否可以选择做些不同的事，我愿意这样做吗？

这就是有意识地寻找和强化内在安全感的途径。

现在让我来帮你了解一下我们神奇的神经系统。

多层迷走神经理论

我们对现实生活做出的反应和感知世界的方式是由我们的神经系统控制的，或者更确切地说是由自主神经系统控制的。迷走神经是自主神经系统的主要神经，起源于头部，并在身体中游走。事实上，它被称为"流浪者"，因为它在身体中旅行，许多重要的身体功能由它调节和控制，如呼吸、心跳、食欲、免疫力、性功能和消化功能。

我现在要向你介绍多层迷走神经理论，该理论是由前面提到的斯蒂芬·波格斯博士在20世纪90年代提出的。当时我还是一名大学生，之后又攻读神经生理学博士学位，在这期间他就已经阐明了他的理论。但那时还没有人告知我任何关于多层迷走神经理论的信息，因为它还没有获得足够的置信度。20多年后，当我创作本书时，我试图梳理自己的思路，偶然发现了波格斯的工作。有关安全感知识的一块重要拼图归位了，它不仅事关本书，也关乎我的人生，因为我终于能理解自己所经历的事情，以及我为何对现实生活做出那样的反应了。

在我接触多层迷走神经理论前，我熟知自主神经系统被划分为两个对立的分支系统。其中交感神经系统是神经系统的活跃分支，它是由压力激素驱动的部分。交感神经系统对危险信号做出反应，触发肾上腺素的释放并开启"战斗－逃跑"反应。自主神经系统的另一个分支是副交感神经系统，也被称为休息和消化系统或自主神经系统的平静分支。正如我所了解的那样，副交感神经系统涉及所有植物性、恢复性的功能，例如睡眠、消化、性、免疫和修复。我的理解是，在日常生活中，我们在神经系统的这两个分支之间摆动，根据我们周围的世界做出反应，并为身体"是否有安全感"提供服务。

波格斯发现，迷走神经实际上分为以下两部分。

- 腹侧迷走神经通路。它对安全感的信号做出反应，使我们感到安全，并且使我们能够与他人建立联系。
- 背侧迷走神经通路。它对极端威胁和危险的信号做出反应。例如，身体僵住了，失去与他人的联系，失去意识，变得麻木和解离。

至此，我们看到神经系统通过三条途径对外部世界做出回应。

（1）腹侧迷走神经——我可以安全地与生活建立联系；我相信生活，我的世界一切顺利。

（2）交感神经系统——我感到不安全；我不相信会发生这种情况；我需要战斗或逃跑。

（3）背侧迷走神经系统——我感到非常不安全；我不能忍受；我必须消失；如果我装死，那么我可能会活下来；我无能为力；我没有选择。

阅读提示：你可能想放下这本书，停顿片刻，反思一下你过去几天神经系统的这三个部分之间的循环情况。

你最近感到安全是什么时候？你当时正在做什么呢？当你有这样的体验时，是否感觉与某个事物或某个人有联系？

你最近什么时候感到有压力和被激惹了？你当时是害怕还是愤怒？你是否冲动地做出了过激的举动？可能仅仅一封电子邮件或短信就激起了你的怒火，也或者是有司机在路上粗暴地超车挡住了你的路，让你大声咒骂并对他挥舞拳头。

你还记得最近什么时候感到自己"死机"了、无能为力和状态不在线吗？也许你正坐在会议室，听别人说那些你实在难以苟同的话，但感觉无力反驳？或者在某个时刻，你遭遇到实在难以承受的事情，以至于无法做出任何反应，或者冲击太剧烈而失去了感觉？

如果把这些与我的手机落水事件联系起来，就能清楚地看到我是如何在这三个神经系统的反应中循环往复的，最初感觉到背侧迷走神经的震惊麻木，接着对自己感到有些恼火，因为没有采取本来可以阻止这起事故发生的任何措施。然后我迅速行动起来，试图挽救局面，例如联络那些我可以联系到的人，让他们知道我会有一段时间无法用手机联系。我被自身的交感神经系统所刺激，开始了行动。然后，一种身体平静的自我接纳感来临了，我实际上享受着不再需要听命于手机的召唤所带来的平静，此时我的腹侧迷走神经被激活并开始发挥作用。

神经系统的演变

斯蒂芬·波格斯的研究告诉我们，神经系统三个方面的发展有一条进化时间线。我们的神经系统是有智慧的，它知道该走哪条路径，这取决于我们如何觉察我们周遭的环境。

背侧迷走神经在进化上最早出现，它是我们最古老的神经系统通路——自主神经系统居于爬行动物分支进化的阶段。它的进化可能是为了让古脊椎动物祖先能够"装死"以保持固定不动，进而躲过威胁。神经系统的这部分伴随时间规律运转，维持身体基本的运作功能。我把它看作身体的磁盘操作系统，通常计算机需要这一系统实现基本的功能。它确保我们的生命安全，而不是在我们的日常生活中扮演角色，像是家里灯常亮着，但人还没回来。

接着出现的是交感神经系统，以及发起战斗应对威胁的能力。

腹侧迷走神经通路成为神经系统中最后进化而来的部分，它是被独特设计的系统，使哺乳动物参与社会生活且彼此关联（见图 3-1）。

背侧迷走神经	交感神经系统	腹侧迷走神经
爬行动物式的反应	战斗-逃跑	"我是安全的"
关闭	逃离危险	
木僵状态	抵抗威胁	
"我一定不能动"	采取行动	

图 3-1　神经系统发展的进化时间线

因此，当我们在所处的世界里感到安全时，我们是基于腹侧迷走神经的功能，平静、和平并乐于与其他人建立联系。冲击、压力和危险的存在会使我们退转，显示在进化的时间线上是退转到交感神经系统（采取行动），甚至进一步倒退到背侧迷走神经，这是我们为了生存而采取固定不动和"死机"的状态。

在日常生活中，我们在这些神经系统状态之间来回摆动——参与和联结，激活和调动，以及断开联结。智能神经系统的每一部分都为我们所需，因为它们能够使人类适应现实并生存下去。即使是人的闭合神经系统，即背侧迷走神经也有它的价值，因为它是生存所需，有益于我们在巨大的冲击和灾难中屏蔽掉感觉，从而生存下去。但请注意要点，在参与社会生活和激活或动员方式两者之间循环往复，是正常而健康的。每一个生理过程都是在这个基本的摆动或在收缩和扩张的原则上运作的，如心跳、呼吸、睡眠－觉醒周期、体温控制。从海洋潮汐的起伏、鸟类飞行时翅膀的开合也可以看出，这种规律是我们这个有生命的世界的天然属性。我们能茁壮成长、休息和睡眠、对其他人做出反应和回应，保持健康和最佳的生活状态，这一切都离不开这种规律（见图 3-2）。

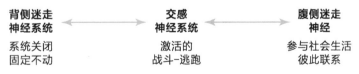

图 3-2　神经系统的摆动

调节、协同调节及调节异常

在神经系统的不同分支之间往返运行，使我们得以在这个世界生存并具有掌控感。这就是所谓的"自我调节"。我们在与他人的社会关系中协同调节，当我们形成健康的联系时，就能对彼此表达真情实感。在这里，当我们与他人互动时，这种调节就被引入，它使我们产生安全、信任的感觉。

我们认为协同调节在婴儿出生时尤为重要。婴儿最初缺乏自力更生的能力，不能依靠自己获得安全感。母婴关系创造了一种协同调节的纽带。母亲的面部表情、声音和手势使婴儿感到平静和舒适，使婴儿进入腹侧迷走神经系统功能状态，相应地这对母亲也有好处，使母亲平静下来。

当我们遭遇不信任的人或事时，就会出现调节功能异常。我们开始感到身体里有一种东西在蠢蠢欲动，无法自控。在某些情况下，提高警惕（交感神经系统激活）或退缩并保持安静不动（背侧迷走神经系统）可能是适当的，但在功能失调状态下，我们的生理反应最初会让我们感到超出了自身控制能力。例如，极端的交感神经系统激活状态可能导致惊恐发作或暴怒状态，不受控制地跌入背侧迷走神经系统状态，可能表现为感觉彻底绝望和伴有自杀行为。

在人际关系中进行自我调节的能力至关重要。身为人类，我们天生具有与其他人联系并建立健康关系的能力。这是我们在各个层面拥有健康和活力的关键，包括生理、情感、心理和心灵层面。

你能回想一下最近一次你和别人在一起时，一开始感觉到身体不舒服的经历吗？抑或当你正和这个人交谈时，你又感到了充分的放松。你能想到在你的生活中，有哪些人让你感到放松、宁静，你愿意敞开心扉信任对方吗？也可能有时候，和这样的人相处令你感到不适，也许你说了什么，心情放晴了，突然间你又感到安心、自在了。这就是生活，我们自身越能放下戒心去展示自己、成为自己、由衷地表达自己，我们就越有能力通过自身调节去面对有挑战的情境。

从神经系统的视角看待生存的习性

一方面，当人一直卡在求生模式时就会出问题：当我们被现实生活束缚，感到情况失控、无能为力时；或者当我们陷入过度警觉，生活不断失衡，觉得自己停不下来，无法休息，沉迷工作时。我们还没有进化到能在自我关闭和社会生活之间，或者自我关闭和重新激活之间进行有效切换。

当我们被困在背侧迷走神经系统时，它可能成为生活中的一种防御方式。许多人变得抑郁、绝望、长期倦怠和生病，因为他们被卡在固化的神经系统回路中。

另一方面，有些人习惯于生活在交感神经系统的超负荷状态下。他们停不下来，持续地忙碌。压力激素、肾上腺素、去甲肾上腺素和皮质醇在耗尽时，会用咖啡因和来自电子设备产生的多巴胺物质，以及任何能让他们保持"做事"模式的东西来补充。神经系统在这种模式下持续运行是坚持不了太久的。我曾研究过许多人，他们最终都陷入倦怠模式，如出现慢性疲劳、肾上腺衰竭或其他健康危机。现实生活使人运作在背侧迷走神经的固化模式里，强迫他们"休息"。

我经常看到另一种模式：处在背侧迷走神经固化模式中运作的当事人对自己的真实情况是无法言说的。没有说出口的话被锁在身体里，通常会引起头痛和偏头痛；或者被紧紧地锁在肠道里，造成消化系统紊乱和肠易激综合征。

例如，安妮塔是一个具有强迫性的"好女孩"。她总是表现得很乖巧，她的父母甚至都不记得她小时候发过脾气。她安静而好学，在学校里总是表现良好，默默地争取进步。10 岁时，她开始经常出现严重的偏头痛，并患有磨牙症，夜间磨牙，磨得很厉害，以至于她睡觉时不得不戴上护齿。我第一次见到她时，就觉得她有一种典型的固化模式，她面带微笑，但有点僵硬。在她的生活中，她至今没能找到安全地表达自己想法的方式，她紧咬牙关，锁住话语和情感。她是一个极具创造力的艺术家，当她开始通过艺术和绘画来表达自己时，症状开始缓解。她用狂野的哥特式艺术铺满画布，除此之外，她最终已经能安全地去自我表达了。

最近我在网上与阿曼达一起工作时再次观察到了这一点。阿曼达是一位 31 岁的管理顾问，她已经精疲力竭，不能再维持繁忙的工作了。同样，在我们第一次见面时，我被她的面无表情所震惊。她是在笑，但很假，好像她觉得不得不笑。当她这样笑时，双眼是无神的，这是典型的背侧迷走神经系统冻结的画面。

感知我们的内在世界和外在世界

我们如何解读外面的世界正在发生什么呢？我们怎么判断哪里安全，哪里不安全呢？

几年前，当我还不太了解关于安全感的相关科学的时候，我不明白为什么有时候我走进某个环境（通常是一家公司）会感到不舒服。我当时并没有意识到我的神经系统在给我提供关于我所进入的空间的信息。我只知道我喜欢参观某些客户的办公室，而不喜欢参观另一些客户的办公室。把这些情况一点点串联起来后我才意识到，自己所经历的感觉，如反常的胃部紧缩或腹部神经丛中的焦虑波动，往往与该客户组织机构的企业文化有关。在这些大型的铬合金和玻璃建筑中，有些组织机构是受人驱使并充满恐惧感的。在这样的环境下，职业倦怠、高压力水平和心理健康问题的发生率很高。通常，这种地方是典型的 A 型人格的[①]环境，员工感到他们被要求以某种既定方式开展工

---

① A 型人格往往是有动力、有竞争力、有侵略性和完美主义的人。这一发现源于心脏病专家弗里德曼（Friedman）和罗森曼（Rosenman）在 1976 年的工作。他们表明，具有这种性格特征的人比 B 型人格的人有更大的罹患心脏病的风险。B 型人格的人倾向于更有耐心、更悠闲，能慎重考虑他们的生活方式。虽然该理论后来被推翻了，但在描述以夸张的紧迫感和压力感为特征的个人和环境时，这些原则仍然适用。

作，以便升职加薪。对我的身体来说，这些环境在某种程度上会让我感到不安，尽管我喜欢埋头做自己的事，并且在理性的层面上，我知道当我走进他们的旋转门办公室时，并没有什么危险等着我。

与此不同的是，有很多环境是我愿意去的。我在阿斯里奇商学院教授领导力课程已有很多年，开车去那里大约需要一个半小时，其中相当长的时间是行驶在伦敦令人愉快的 M25 高速公路上。在旅程最后 10 分钟左右的时间里，我开车穿越阿斯里奇森林，那时我感觉肩膀松弛下来了，我的神经系统也安稳了。当走进著名的庄严肃穆的商学院大楼时（《哈利·波特》电影中著名的移动楼梯场景的拍摄地），我感到自己更放松了，在这种绝佳的状态下，我开始向那些来自全球各地的领导人发表演讲。

也许是源于我的成长环境，我擅长精打细算，我很敏感。我相信，许多人都敏感，但他们习惯忽视自己的身体信号，把不舒服的感觉拒之门外或关在门内，压抑自己的感觉。因为有时我们仅仅是想让生活继续下去，不是吗？

我们就像树一样去感知这个世界。我们伸出触角像是树叶和树枝，在风中摇摆，将信息反馈给树干，然后深达我们的根部。那什么是我们真正的触角呢？

自主神经系统通过一个被称为神经感受的过程对我们周围的环境做出反应。神经感受是我们无意识地通过感官，包括视觉、听觉、嗅觉、触觉，去感知周围的环境，这是我们的意识远远感知不到的水平。所以，一个重要的区别是：感知是我们有意识地对周边环境做出检测和评估，神经感受则是我们无意识、自动和反射性地对周边环境做出评估。

我经常传授给客户的一个健康睡眠的技巧是，把卧室营造成安全的港湾。请记住，当有安全感时，我们才会睡觉。因此，当你走进卧室时，你应该确保你的睡眠空间在视觉、听觉和嗅觉上让你感到安心、舒适。这是在让神经感受发挥作用。

我们的神经感受能力就是我们神经系统的触角。它们给你直觉，告诉你自己是否已经走进了一个让人感觉良好的房间。它们告诉你，你在此地是安全的还是不安全的，以及这个空间是否值得信赖。你知道当你一走进某个空间时，就对它有感觉吗？

因此，我们从自己的感受天线接收这些信号，自主神经系统做出判断，评估风险，以判断是否安全。基于这一评估，信号将沿着上述三个途径中的其中一个来传送——是建立联系模式，还是动员战斗－逃跑模式，抑或木僵状态？

内感受是我们对身体内部发生的感觉进行理解的过程，我们在头脑中"盘算"有什么正发生在我们的身体里。你还记得我在个人旅程中描述的，我曲解、混淆了兴奋和恐惧两种感觉吗？在我的头脑中，它们已经变得模糊不清了，而自我疗愈的旅程中很大一部分是学习如何理解自己的感觉，并对感觉进行正确解读。

意义很重要

我们的神经系统如何感知、回应和确保我们有安全感的附属因素呢？换句话说，我们要考虑发生的那些大事小情有什么意义。

让我们回到我一开始分享的个人故事——手机落水事件。我对当时情况的认识是，虽然这是一个麻烦，但不会威胁到我的生存。然而，几个小时后，我的身体有了不同的反应，它处于震惊之中，因为我还没有意识到，我的手机对我相当重要：手机已经成为我与朋友、与我在南美的母亲、与女儿的日常通话，以及与我热爱的工作之间建立联结的主要方式。它也成为在艰难岁月里寻求意义和目标的另一种来源。由于它对我意义重大，所以我的身体出现了震惊和关闭的反应。

在损失发生后的几个小时里，我能够与我的女儿取得联系，好心的邻居为我提供了一个备用手机，我用我的固定电话给我的母亲打电话。我一直都知道一切都会好起来，但我的神经系统需要时间赶上来。

最初，在事件发生后的一天左右，一想到自己的反应，我多少感觉有点尴尬。然而，当我后来不加评判地复盘所发生的事情及我的神经系统为何会以这样的方式做出反应时，我就能够理解自己的反应了。

我们不断地通过审视意义和过往发生事件来评价和评估我们的

环境！

在我丢失手机的时候，手机对我意味着什么？它代表了在一个孤立无援的时代的关系和归属。

这也深深地触发了我的失落感和被抛弃感，这些感觉从童年、从过去的关系、从我姐姐的突然离世等事件中，被深深地嵌在我的神经系统里。

社会参与

在我创作本书时，我们正在满怀希望地从新冠感染中走出来。除了生命损失之外，这场席卷全球的流行病最大的影响之一就是封锁、隔离等举措带来的孤独感与心理健康受损。在我们真正需要相互慰问和安抚的时候（也许比以往任何时候都更需要），我们要反思这场疫情对我们相互联系和交往能力的影响。

为方便你理解我的观点，我来说说我们是如何与他人接触和联系的。我曾描述过当一个孩子与母亲接触时发生的协同调节，反过来母亲与孩子也一样。斯蒂芬·波格斯也为安全感科学引入了社会参与的概念，就是我们通过下面的方式与他人联结、绑定的过程。

（1）讨论或发言。嗓音、音调和发声韵律，也就是说话的节奏、重音和语调，这些都会给人带来安全感（或不安全感）。母亲的嗓音是催眠、柔和、舒缓的音调，能使婴儿的神经系统平静下来。即使对成人来说，合适的发声韵律也有助于我们与他人建立信任关系，可以帮我们选择是否与之交往。在疫情防控期间，尽管我之前已有十多年开展线上演讲的经验，但当我所有的演讲活动不得不改为线上时，我意识到我需要着重调节嗓音来与听众建立信任，吸引听众更多地参与和倾听，增加听众的黏度。有时，他们只能看到我的幻灯片和听着我的声音，这就更具挑战了，因为人是通过面部识别来建立信任感（或不信任感）的。

（2）面部表情和手势。人面带微笑时，眼睛周围的被称为眼轮匝肌的肌肉会参与其中。它们是在 1862 年由法国解剖学家杜兴·德·布洛涅 (Duchenne de Boulogne) 发现的，他认为眼轮匝肌是当人感到真正的快乐而微笑时才参与的肌肉，相反，假装快乐的微笑是没有眼轮匝肌参与的。这是眼睛也会笑的时候。其他参与建立真实情感联系的重要面部肌肉是嘴巴周围的肌肉——大颧骨和小颧骨及上唇提肌。这些肌肉与面部神经相连，以使大脑知道我们自己何时在微笑——真正的微笑。当人微笑并收缩这些肌肉时，向大脑发出的神经信号会刺激产生缓解疼痛的荷尔蒙——内啡肽。我们还产生所谓的爱和信任荷尔蒙——催产素。同样，假笑做不到这一点。

因此，大自然在解剖学上已为我们设计了一套建立信任关系和联络彼此的装置，这些都是建立安全感的关键。但是，世界在人类的生息繁衍中走到今天，包括我们所有人当前面临的挑战，特别是还有互联网虚拟世界的存在，这套装置又是如何运作的呢？

人群中的孤独

几年前，当我开始在互联网上做演讲时，我意识到我需要更强化自己的内在稳定感和安全感，以便在我的嗓音和面部表情中表现出我的稳定感和安全感，这样我就可以通过电子媒介把这种感觉传递出去，从而给我的听众带来安全感和信任感。很多都是本能的，但我更专注于嗓音的调节，而且当他们能看到我时，我也会注意我的面部表情和手势。

有时，如果只是音频会议，我会在演讲时闭上眼睛，并尽量去深入感受我的听众，似乎我可以用这种方式与听众建立深层联结。在我看来，听众比幻灯片更重要。我希望尽可能多地与听众互动，请他们使用聊天功能一对一留言。我会确保自己的身体尽可能感到稳定、安心，并保证自己有充分的休息和锻炼。在整个演讲过程中，我注意让自己的双脚稳固着地（后文详述），并随时做腹式深呼吸。

作为一个长期从事公开演讲的人，我早就知道"状态准备"和"自我稳定"的重要性，这样不仅能呈现自己的最佳状态，还能让听众产生更多的安全感和信任感。我注意到，当我自己有安全感时，我的听众就更愿意敞开心扉与我分享。我的状态会影响他们的状态。最近发生的事，让我明白了以上这一点。当我正为一家投资银行的100多人做有关压力和完美主义的主题演讲时，由于我所在地区的网络问题，在演讲过程中出现了五次网络故障。每次发生这种情况时，我都不得不暂停演讲，然后重新连接。最后，我不得不关闭我的摄像头，以尽可能地保证网络的稳定性。这样他们可以听到我的声音，却看不到我。这真是一场对我完美主义演讲主题的讽刺。我感到挫折感在持续增加，压力水平在上升——顺便说一下，我是一个改过自新的完美主义者——我更加努力地保持安全感，试图紧紧地抓住我的听众。我告诉他们我当下的感受，以及我目前如何保持自身状态的稳定。最后，会议进行得非常顺利。基于这次课程的反馈，已有 600 多人报名参加下一次的课程！

　　我们生活在网络世界里，我们必须努力寻找更多的内在安全感，因为当我们自身洋溢着安全感时，其他人也会感觉得到。几年前，我在伦敦盖伊医院（London's Guys Hospital）兼职学习精神病学和心理学时，写了一篇题为"真实关系与单纯互动的区别"的文章。那是在 20 世纪 90 年代末，技术风暴还没有完全开始，但它正隆隆作响、蠢蠢欲动。那时，我预言我们需要更有意识、更用心地建立联系，以便我们能在一个交流方式日益远程化和电子化的世界里建立和保持凝聚与信任。当时，"安全感"的理念根本不在我的考虑范围。等它进入我的视野，至少又过了十年。

　　正是在我曾经作为病人就诊过的精神科医院里，我对"安全感"的兴趣被激发了。我谈论了很多新技术产生的影响，并参与建立了该医院的第一个临床青少年成瘾诊所。媒体很快就跳进了"我们都对技术上瘾"的浪潮，这是我完全不认同的。但我确实觉得我们所有人

（包括我自己）都变得过度依赖电子设备（想想我对手机丢失的极端反应）。

雪莉·特克尔（Sherry Turkle）在她的著作《群体性孤独》（*Alone Together*）中写道："由于年轻人依赖电子设备进行交流，他们正面临孤独感和恐惧感等心理健康问题的加剧。"在创作本书期间，在 14 ～ 19 岁的青少年中，自残、自杀、吸毒、冒险行为与心理障碍（如精神障碍、焦虑症和抑郁症）的发生率处于惊人的水平，而且还在攀升。我女儿 17 岁了，她告诉我她为何要删除手机中所有的社交媒体应用软件。因为有融入群体的压力——要参与、要跟上、要比别人更受欢迎、要持续努力——造成了如此多的压力和不愉快，她和她的许多朋友已经决定断开联系。即使对这些"数字原住民"来说，他们相互交流的方式也不容易建立起安全感和信任感——快速地敲出"喜欢"和各种表情符号、文字对谈和手机语音。他们是真正的联系还是仅仅是互动？我的女儿告诉我，一种使别人的重要性失效的流行方式是把他们转为"无关紧要"或"幽灵"标签——只是屏蔽他们、不回复，或回复最少的字符。

"你今晚要去参加安珀的聚会吗？"

"Yh."（意思是"是的"）。

只做最低限度的互动。你不会有更多价值了，你既不重要，也不相干。

这就是我们的孩子正赖以成长的世界，它对孩子们神经系统的影响是不可低估的，特别是当我们留意到令人不安的心理健康统计数据时。我的信念和担忧是：年轻人依赖互联网技术构建他们人际关系的方式正在导致精神疾病——交感神经系统激活和背侧迷走神经系统关闭模式之间转换功能的紊乱。当我们依靠背侧迷走神经生存时，我们感到无能为力、不能动弹、冻结僵硬并深陷恶劣情绪。16 岁的安娜已经自我伤害了一年多，她说："当我有这种感觉时，真是糟透了，于是我想做所有能让我感觉刺激的事，就为了让自己感觉更好。"这就是当她割伤自己时的想法。

彼得·莱文（Peter Levine）是波格斯的老朋友和同事，他通过对动物的观察和对客户的身体治疗研究了神经系统的关闭反应。在《唤醒老虎：启动自我疗愈本能》（*Waking the Tiger：Healing Trauma*）一书中，他解释说，颤抖或摇晃可以帮助人们从关闭状态中走出来，以释放储备好的、提供给战斗 - 逃跑的能量。在有生命危险的紧急情况下，如果我们的神经系统关闭了，并且出现了积极生存的机会，我们可以通过自身唤醒来应对。但生活的现实是，青少年在面对社交媒体带来的威胁、认为自己无关紧要和无足轻重时，甩掉这种感觉并不那么容易。太多的人转而去做冒险和有害的行为就不足为奇了，这是一种逃避因背侧迷走神经系统关闭而产生的无力感的方式。

受影响的不仅是年轻一代。如今的人们需要在多重任务中进行沟通，这已成为常态，通过电子设备与人交谈，真的有可能建立真正的联系吗？

几年前，我为一小组高级管理顾问举办了一个有关复原力和"中心取向领导力"的研讨会。他们供职的公司是成功且有驱动力的，该公司拥有极致完美主义倾向的员工，公司秉持"客户至上"的工作理念，但员工倦怠率很高。在为期半天的研讨会上，我的一个关键信息是：若要成为一个能鼓舞人心的领导者，并要创建强大而有凝聚力的团队，这个人必须成为变革者，去示范自我关怀的行为，让团队成员感到能够跟随这位变革者。我还计划请他们参与对话，借此我们可以讨论真实的沟通对建立联结和凝聚力的重要性。

当我走进房间即将开会时，只有一半的人在那里，他们都沉浸在自己的工作中。我向他们打招呼，有几个人心不在焉地回应了我，头也没抬。另一些人没有理会我，继续敲打他们的键盘。会议开始了，有几个人还没有来，当他们出现时，还在继续看他们的手机和笔记本电脑！我重复了一下开场白，要求大家把电子设备收起来，我将按进度休息，给他们查看信息的时间，但没人理会我的要求。偶尔，有人会在我话说到一半时离开房间去接打电话。

我是什么感觉呢？起初，我很愤怒和沮丧，我的交感神经系统处于高度警戒状态，肾上腺素在我体内乱窜。我对他们的行为提出疑问，但回应我的是呆滞的眼神和困惑的表情。最后，我想放弃了，决定尽快完成任务然后离开。我以前说话结巴的现象再次出现了，我的信心在萎缩。我觉得自己变得无关紧要，什么声音也发不出来。当我离开这一节研讨会时，头痛欲裂，只感到疲惫和麻木。我当时处于背侧迷走神经系统的关闭状态。在回家的路上，我记得我感到身体冰冷，并且有种奇怪的感觉，好像我与我周围的世界脱离了。一到家，我只想上床睡觉，但我强迫自己沿河边跑步，当时下着雨。愤怒的感觉再次生起，我把它们释放给了我的双脚，我重重地踩踏地面。雨水冲走了我的挫折感，把它抛向了水流。我带着决心和信念完成了跑步，然后我的状态又回归了。

之后，我安排了与人力资源经理通话，她说这次会议的反馈并不积极。我做了解释，并表示除非有高级合伙人的内部支持，并就可接受和不可接受的行为标准达成一致，否则我不打算继续参与这个领导力项目。例如，我无法接受对一群一直在看笔记本电脑和手机的人讲话。她回答说，他们无法改变现状，因为这些高级管理人员实在太忙了。这是我最后一次在这家公司演讲。

冻结的"完美"

最近，我和女儿看了一集真人秀节目，我们看到一群腰缠万贯的女人在节目的整个过程中都在争吵和打斗。我不太明白她们在争斗什么，但看上去很有戏剧性。然而，我只能从背景音乐中感觉到这一点，背景音乐很有戏剧性，也很能制造悬念。这些妇女无瑕的"美丽"容颜冷漠又僵硬，因为她们做了美容整形手术，据说是为了提高她们的颜值。肉毒杆菌素、填充剂和面部拉皮导致她们眼睛和嘴巴周围的肌肉完全不会动。背景音乐的设计是为了让观众了解每个场景的情感色彩——这一点至关重要，因为如果没有音乐，这些空洞的人物及其毫无表情的脸就不会给人留下任何印象。至于这些女人为什么一直在争吵，我发现自己并不感到惊讶，她们的脸上几乎流露不出半点真实感受，彼此之间怎么可能建立起真正的信任呢？她们拥有僵硬、奇怪的完美容颜，由于面部肌肉不能动，所以表情无法被解读。Instagram[①] 和其他社交媒体上同样呈现了"完美"的美颜图片。

我在这里并不是要抨击整容手术，但我认为我们的社会对完美和外在形象的追求已变得过度执着了，从而损害了真实性，损害了我们信任所见事物的能力，或者正如波格斯所描述的"对意图的误解"。那么这是怎么关联到神经系统的呢？波格斯指出，我们需要来自腹侧迷走神经系统的线索来告诉我们在与他人的关系中是否安全。也就是说，我们在听语音的同时还要看对方的面部表情。如果面部肌肉僵硬、冻结，那么快乐和幸福的表情就会被抑制，情绪反应就会被误解。

人类是被有意设计成关系联结取向的，这一点对我们的心理健康、福祉及我们的幸福至关重要。当我们建立起很深的并且真实的关系时，运用我们为这一目的而进化而来的"装置"——我们的面部肌

---

① Instagram 是一款流行的照片分享应用程序。——译者注

肉、噪音、皱纹和真诚的微笑——来安顿和稳定自己，从而使我们感到安全。在这场持续的疫情中，我们必须拉开彼此的距离，不能接触，戴上口罩，这也同时造成了巨大的寂寞感、孤独感，因为我们被剥夺了最基本的需求之一 ——彼此联结的需求，即建立起真正的关系的需求。

关系中的安全感

我总以为自己天生有一种很强的内向性，但随着疫情的发展，孤独和寂寞的感觉也开始萦绕着我。我一反常态，发现自己开始主动与当地社区的邻居们建立联系。事实证明，从塞浦路斯营救出来的我的流浪小狗米拉是一个天赐良机，因为每天带它出去散步就意味着我必须得离开我的房子，让自己沉浸在大自然中。我发现自己开始与陌生人交谈并对他们微笑。大多数时候，我到离我家只有几分钟路程的河里游泳。我只穿泳衣（不穿潜水衣）游泳，甚至在气温低于 5℃ 时的冬季也是如此，当我浸泡在冰冷的水中时，雪花会落到身上。起初，我显得有点古怪，但人们总是停下来与我交谈，有些人还要求与我一起游，友谊就这样建立起来了。随着我花更多时间沉浸在大自然的绿色与河流中，我更加努力地与他人建立了联系，我内在的某些东西开始趋于稳定，开始形成一种更深的内在安全感。

内在安全感的核心是，我们是彼此相连的，我们是一个整体。也许，最根本的核心在于，我们最深的安全感来自我们与他人、与大自然以及与我们周围的世界的联系。我一直相信，置身于大自然对人的心理很有好处，科学家们揭示出了确凿的证据，证明置身于大自然对我们的大脑和行为有深刻的影响，能帮助我们减少焦虑、压力，并帮助我们提高注意力、创造力和与他人建立关系的能力。"在过去的几百年里，人们一直在讨论他们在大自然中的深刻体验——从梭罗（Thoreau）到约翰·缪尔（John Muir）再到许许多多作家，"犹他大学（University of Utah）的研究人员大卫·斯特雷尔（David Strayer）说，"大脑的变化和身体的变化表明，当我们亲近大自然时，我们的身体和精神更加健康了。"

在日本，以及越来越多的西方国家，森林浴（*Shinrin-yoku*）正在被许多寻求自然疗法和康复治疗的人士所践行。"*Shinrin-yoku*"这个词是由日本农林水产部在 1982 年创造的，它被定义为与森林接触并摄入森林的气息。严谨的科学研究表明，森林环境对我们的生理产生的影响程度可以被测量出来——受试者皮质醇水平随着脉搏和血压的下降而降低。但是，沉浸在大自然真的能影响我们的神经系统吗？这些研究还显示，副交感神经系统的介入增加了，同时交感神经系统的作用减弱了。换句话说，身处大自然会使我们产生安全感。

但是，大自然和研究树木的行为会对我们的安全感有什么启示呢？我相信它们会有帮助。在下一部分，让我们离开神经科学的领域，深入大自然和树木的世界。

第三部分

树木疗法

你与你家后院的树来自同一个祖先。15亿年前，你们两个分道扬镳，但即使是现在，在经历了不同方向的旷远的旅程后，那棵树和你仍然具有四分之一的相同基因。

——理查德·鲍尔斯，《上层》(*The Overstory*)①

在丛林里，我们回归了理性和信仰。

——拉尔夫·瓦尔多·爱默生（Ralph Waldo Emerson），《自然》(*Nature*)杂志

---

① 《上层》是理查德·鲍尔斯的小说，于2018年出版。它是鲍尔斯的第12部小说。该书讲述了9个美国人与树木的独特关系，以及这种关系如何促使他们共同保护森林环境的故事。——译者注

第 4 章

树木的智慧

树就像人一样，它们有压力反应，但它们在快乐的时候是美丽的。我从风暴中获得的黄金法则是，你必须效仿大自然，与它相伴而行，如此你将会取得成功。

——托尼·柯卡姆（Tony Kirkham），

英国伦敦邱园植物园负责人

你可能会觉得奇怪，为什么一本有关学习如何获得安全感的书会谈及树木。

我相信，在获得安全感方面，树木可以教会我们很多道理，更确切地说，它们帮助我们意识到怎样才能找到安全感。

你是否曾在瑜伽课上尝试过树姿站立？也许老师告诉你要把双脚像树一样植根在地上，真正把树根在土壤里延展，这样你就能稳固地挺立而不至于摇晃或倒下。也许他们谈到了打地基或使你接地气的问题，或者只是让你想象一下扎稳自己的根。

你是否曾因有树木伴你左右而获得了慰藉？

在我生命中最艰难的时刻，特别是在我的童年时代，我从与树为伴中得到安慰——欣赏、**攀爬**、拥抱并与它们交谈，欣赏树的美并与其同呼吸。在圭亚那，我正是在母亲的芒果树和番石榴树上攀爬玩耍着长大的，尽管她经常告诫我，我这样做会让树的果子变酸。

许多人和我有同感，在树的周围会获得慰藉和稳定感。

劳拉的故事

在新型冠状病毒流行期间，我与 38 岁的劳拉一起工作。作为两个孩子的母亲，她经常感觉到自己变得紧张和不知所措。她不仅要在家里上课，而且还在一家要求苛刻的公关公司工作，同时要照顾年迈的父母。她告诉我："我逃离这一切的方式是花时间在树林里遛狗。我看着这些树，感受它们的牢靠与稳固，我就能把散了架的自己重新拼起来了。

当我们身处大自然，特别是有树木萦绕的环境时，我们中的许多人都会体验到深刻的踏实感和安全感。这是为什么呢？也许它们就是所谓的既坚强又有韧性的写照，能够承受恶劣的、高压的环境条件。为了生存，为了安全，树木已经学会了随机应变，为它们的生命而战斗。

在任何一片土地上，你都可以找到已经存活了数千年甚至上万年的古老生命形态，其中的许多物种就是树。树木为早期的人类文明提供了食物和居所。人类和树木一直有一种共生关系——树为我们净化空气，为我们提供药品、食物、木材、居所、健康的土壤，并且还能帮助我们降低压力与焦虑水平。人类依赖树而生存，加上我们与树的千丝万缕的联系，是不争的事实，这种关系也是无止境的。但是，如果我们把这种关系视为理所当然，那就实在缺乏远见。

许多人正投向大自然的怀抱，去重获平衡感。也许我们已经走到了关键节点，我们的科学技术世界所产生的噪声和需求实在太多了，我们已经不堪重负，需要投入绿色树林中寻求庇护。我觉得自己一直想搞明白我们与大自然，特别是我们与树之间的关系的本质。也许我们的联系比我们想象中更具有生理上的意义。

宏伟的大脑森林

乔治·阿斯科利（Giorgio Ascoli）教授在他的《大脑之树，心灵之根》（*Trees of the Brain, Roots of the Mind*）一书中，将人的大脑描述为一个脑森林，当脑神经细胞被放大数千倍后，看起来就像是一棵树。同样，神经系统的一小块区域被放大后，很像巨大、宏伟的森林。阿斯科利把这些与我们是如何进化成树栖灵长类动物引人入胜地联系了起来，难道我们的神经回路不是与生俱来地喜欢树和森林吗！

请来想象一棵树，它的树干强壮、结实，它的根系深入大地，它枝繁叶茂，盘根错节，保持着风骨与稳健。它在与周围的自然环境持续而无声的交谈中茁壮成长。当暴风雨来临时，即使疾风劲雨使它摇摆扭曲，它依然努力地昂首挺立。有时它会被摧残得干折枝断甚至开裂，但它继续不屈地生存。有时它甚至会倾覆倒地，即使这样它依然把根扎进土壤里，努力汲取养分，谋求生存，直至重新焕发生机。

现在想象一下，我们的神经系统从大脑开始，其中央主干和神经纤维在身体到处游走，支配并服务于每一个细胞、组织和每一块肌肉。得到滋养和巩固后的神经系统会是怎样的呢？它们是否因拥有髓鞘的良好保护而强壮、稳固？还是说它们因没有得到保护所以纤细、脆弱？髓鞘是围绕着神经纤维轴的脂肪物质，对神经起到保护和绝缘的作用，并使神经能够有效和快速地将信息传递到身体的不同部位。如果我们拥有被髓鞘保护的良好的神经系统，那么在面临生活的重击时，我们就会具有韧性、不那么容易破碎或跌倒，因为这种深层而稳定的、根深蒂固的安全系统，对外部世界的变化会更加具有适应性和反应能力。

不列颠哥伦比亚大学（British Columbia University）森林生态学教授、《寻找母亲树》（*Finding the Mother Tree*）一书的作者苏珊娜·西马德（Suzanne Simard）博士认为，我们在自然界体验到的释放、解脱的感觉可以从生理学角度得到解释。很多研究表明，花点时间置身于大自然中，与树木相处，对身心的益处是可测量的。它可以降低我们的血压，增强我们的免疫系统，并分泌让我们有良好感觉的激素，如催产素和血清素。

在你看来，我们的神经系统被设计得像树木一样，而且树木能告诉我们如何获得安全感，这是否显得太牵强了？事实上我们在表述我们自己时确实大量涉及了树木。例如，我们通常提到的族谱图（家族树），就是作为描述我们的家世血统和我们来自哪里的一种方式。同样，"生命之树"这一术语描述了我们与地球的普遍联系，以及我们如何仰赖它得以生存和繁荣。长久以来，树木就一直与智慧和学识相联系，佛陀在菩提树下打坐冥想，最终开悟解脱。

僧侣总是隐居到森林中寻求智慧。无论你的信念是什么，毫无疑问，当我们身处树丛和森林中时，我们会得到滋养，我们会变得稳定，我们会联结到某种既古老又接地气的东西，它使我们安稳地活在当下。树使我们感到安全。

安全之树

我越是考虑我与树的关系（给我的那种解脱的感觉）以及其他人与树的关系，我就越是确信，树的存在是在向人类揭示如何找到安全感。也许它们可以提醒我们，在这个人们疯狂执着于"更好""更多"的社会里，我们已经失去与自身天然本性的联结。有一天，当我和我的狗散步时，我凝视着我最喜欢的一棵树——一棵有些破损的七叶树。虽然破坏者在树干上用蓝色油漆写满了脏话，但它看起来仍然充满快乐。它的树枝欢快地向外伸展，好像在跳舞（见图 4-1）。事实上，我称它为"跳舞的树"，因为树干和外延的枝条如同舞蹈者的手臂向上伸展。它看起来如此有弹性，如此包罗万象。在我眼里，它是具有内在安全感的化身，不管它曾遭遇了什么。恰在这个时候，我有了"安全之树"的灵感。

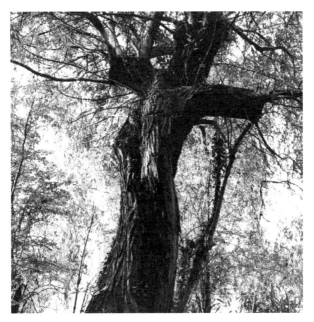

图 4-1 跳舞的树

我现在要向你介绍我的安全之树模型，我认为它描述了我们与生命的关系以及我们获得安全感的能力。一棵树有三个主要的组成部分——树根、树干和树冠。它们与我们获得安全感的能力有什么关系呢？

树根与我们的来历有关，是我们的历史和家谱。如果我们把自己想成一棵扎根于土壤的树，那么树根和根系就能代表我们的基础和稳定性，以及我们的可靠性。它们涉及我们的祖辈以及他们同整个世界的关系，也与找到安全感关联到一起。就像一棵树的根一样，我们的根可以向下扎得很深，时间上可以追溯到很久以前，空间上可以蔓延到广阔天地。

　　树干代表了我们的生命历程和成长阶段，从我们出生的那一刻起直到我们死去的那一刻。树的年轮显示出树龄，也能揭示出它在生长过程中经历了什么，甚至能反映出其生长过程中的天气状况。在我的安全之树模型中（见图 4-2），生命的阶段和四季由树干代表。

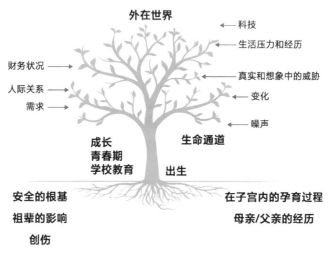

图 4-2　安全之树模型

　　树冠上面的枝条、叶子、花蕾、花朵和果实是我们展现给世界的样貌和状态，也是我们能贡献的东西——我们的硕果，如果你愿意的话。

安全之树的根基

我们与安全感关系的源头来自我们最深层次的根——我把这些看作我们祖先的开端——我们的祖先起源于哪里？他们与生命以及与安全感的关系来自哪里？他们的根有多深？他们的安全程度如何？他们在物质上、情感上、心理上、生理上及心灵上有安全感吗？这就是创造你最深的安全感的根源。表观遗传学属于生物学的范畴，它关乎特征、行为和心理模式如何在我们的基因中世代相传。

因此，这正是我们与生命之间，以及与我们所具有的茁壮成长能力之间关系的本质——确认我们是否感到安全——可以经由我们的祖先代代相传。稍后，我会邀请你去探索自己的根，最重要的是治愈那些被削弱和磨损的安全之根，这样你就能比你的祖先还要更充分、更快乐地生活。我认为你值得拥有这些。

受孕、胎儿在子宫内孕育和出生的经历代表了生命之旅的开始。生命历经在母亲子宫内孕育和出生体验的中转，沿着安全之树向上游历。有些文化认为，母亲受孕的那一刻对个体会成为怎样的人以及其与生命有着怎样的关联起着重要的作用。在某些文化中，受孕被认为是一个意义重大而神圣的时刻，会对个体此后的人生走向产生重大影响。在受孕的那一刻，父母双方的健康状况——生理、心理、情感和心灵——都将对受精卵的健康起作用，其被视为能量的汇聚，为个体的根系创造了又一层安全感。

大量的证据表明，胎儿在母亲子宫内的孕育过程对个体的健康起着重要的决定性作用。母亲的健康和营养状况、压力水平和环境因素都会影响胎盘对母体营养物质的吸收。研究表明，关键不仅在于胎盘的物质交换，还在于母亲基因的印记，这些都会影响个体未来的健康状况。

分娩的经历也是安全系统的重要方面。你是如何来到这个世界的？是毫不费力还是困难重重？我母亲总喜欢对我说，我是如何迫不及待地想出来的，当时护士正在把我母亲推进产房，我就在医院的手推车上降生了。我的出生速度似乎为以后的岁月定下了基调，因为我是一个不安分的婴儿，这种烦躁不安一直持续到我的成年期，直到我学会了如何让自己安静下来。我的母亲在怀我的时候，一直沉浸在我那未出世的哥哥流产的悲痛中，母亲怀哥哥已经快七个月时终止妊娠了。令人难以置信的是，在一次产后检查中，医生发现她怀上了我。我有时会想，我常常体验到的归属感的匮乏是否与母亲怀我时的异常状况有关？

科罗拉多州的身体治疗师安妮·布鲁克（Annie Brook）博士说："身体是有记忆的，大脑的某个部分实际上创造了一个储存经验的档案柜。"她花了数十年的时间帮助人们（包括新生儿和成年人）重塑他们的行为模式。她认为这些行为受到出生时甚至是出生前情况的影响。她的工作曾一度被认为是游离于主流边缘的，但现在越来越多的专家，包括非传统治疗方式的从业者和医学专家，也都加入了她的行列，他们达成共识并一致认为出生前和出生过程的状况会对个体的心理产生持久的影响。

安全之树的树干——生命通道

孩子生命的最初七年对其在神经系统内建立起安全感至关重要。当一个孩子刚降生时，他／她还不知道如何保护自己，因为他／她一直以来在母亲子宫的保护之中。孩子的第一照顾者通常是母亲，她会照料孩子的安全，这很像森林中的母亲树。

当我读到彼得·沃勒本（Peter Wohlleben）的《树的隐秘生活》（*The Hidden Life of Trees*）一书时，我被深深吸引了。我了解到树木如何在恶劣的环境下实现自我支持，并设法保持自身的稳定和力量。他描述了树木习得稳定性的过程，是通过对痛苦的习得性反应完成的。这种痛苦是指它在风中摇曳时所产生的微小撕裂感。他也阐释了树木是怎样适应和加强其支持系统的。我被这本书的情节深深吸引，其中他写到了一棵强大的雌性树是如何为其他树木提供支持的，但是当这棵树被砍伐后，周围的树木就会失去支持，或者如沃勒本所描述的，"它们发现自己摇摇晃晃无法自立"。显然，在失去"母树"后，它们可能需要 3 ～ 10 年才能再次站稳。在这段时间里，它们必须强化自己的树干、根系和浇灌系统，并让自己更多地接触阳光。

于是，伴随着树木对一系列痛楚的反应，树干才逐渐变得粗壮和稳定。在森林中，这种小游戏在树的一生中反复发生着。

——彼得·沃勒本，《树的隐秘生活》

这样看来，"母树"为周围的树木提供了稳定的基础，这与我前面描述的协同调节过程很相似。当"母树"已经不存在了，其他树就必须自我调节，甚至可能经历调节异常的过程，直到它们能"靠自己的双脚站立"。

英国杰出的心理学家、精神病学家和依恋理论领域的先驱约翰·鲍尔比（John Bowlby），在其《安全基地》（*A Secure Base*）一书中描述了亲子关系的重要性，他认为当亲子关系变得牢固、安全和稳定时，孩子就能在其成年以后的人际关系中形成健康的依恋。他重点驳斥了当时流行一时的关于母婴间的依恋并不健康的观点，他说："婴儿来到这个世界上，从生物学意义上天然会借助依恋关系，这是他们在这个世界上生存的必要条件。"换句话说，我们在这个世界上拥有获得安全感的基础和能力，来自我们出生时被送入母亲的怀抱，开始了我们的协同调节之旅——当我们学会如何在母亲保护下获得安全感时，我们才会对外部世界产生安全感。

但是我们不可能永远被母亲庇护，在某些时刻，我们需要摆脱束缚，出发去寻找自己的安全感。我们开始自我调节，用我们的双脚站起来自力更生。这可以在"可怕的两岁"期呈现出来，这一时期正是初学走路的孩子开始建立他们在这个世界上的地位与权威的时候。他们开始探索和拓展边界，尽管父母可能会感到被挑战了，但这是个体化过程中必要又健康的组成部分。正因如此，这个小小的人开始有了安全感，可以开始做自己了。"这就是我！"在学步期，他们发出了这样的呐喊。

盖尔·希伊（Gail Sheehy）是一位美国记者和社会学家，她创作了 17 本书，其中包括备受赞誉的《变迁》（*Passages*）一书，该书帮助了数以百万计的人，从成年早期顺利过渡到中年生活。

> 伴随着人类在成长中的每一次变迁，我们都必须褪掉一层保护壳。我们因暴露在外而容易受到伤害，但这也是一次萌发新生的机会，使我们能够以我们之前不知道的方式发展自己。
>
> ——盖尔·希伊，《变迁》

研究表明，不良的童年经历会影响大脑和身体中神经纤维的髓鞘化程度。换句话说，在不安全和创伤性的环境中成长会影响神经系统的发育。但它远不止于此，让我们再想想那棵树，想想孕育它的那颗种子，或是使它抽出新芽的那根枝条。那根枝条是否足够强壮和健康？它是否有强大的根系及完善的营养供给系统使其健康成长？或者它骨瘦如柴、营养不良？童年的创伤会极大影响我们自身的根系和生长系统，使我们的未来发展和健康成长面临挑战。

安全之树的树冠

我希望你再次考虑以下问题，你是如何在你的世界中呈现你自己的？

- 今天你是谁？
- 你是如何出现在这个世界上的？
- 你是怎样躲在你的躯壳里的？
- 你是在茁壮成长还是苟延残喘？

在森林中，树的顶端是森林中最上层的枝叶，它构成了森林的伞盖。它是你在这个世界上呈现的方式。正如前文所述，我曾给许多人做过咨询，这些专业人士的"顶层"看起来很好，枝叶强壮而充满活力。之后他们开始出现病状，甚至可能一下子就病倒了。他们变得多病、失眠、缺乏信心、不快乐，有时没有明显的原因，就是日渐招架不住、停不下来、精力耗竭、成瘾依赖、抑郁绝望，等等。

我们可能沉醉于我们堂而皇之的"顶层"与已然拥有的丰富生活，以至于我们没有意识到自己需要被疗愈，直到我们整个人都倒了下来。我希望我们现在就踏上旅程，去理解和疗愈我们虚弱和受损的根系。

为了能经受得住生活的重击，我们必须拥有强大的根基和树干。生活的压力来自四面八方，我们需要强大的力量与定力才能抵御外部世界的侵扰，才能始终向前迈进。在开始前，让我们回过头来修复和愈合受损的根系——我称之为"真正的工作"。

真正的工作

我在我的第二本著作《快速入睡，全面觉醒》（*Fast Asleep*，*Wide Awake*）中引入了"真正的工作"这一概念，引导读者深入探索困扰他们睡眠的根本原因。要开展真正的工作需要勇气和精力，这并不是一次给生活加点糖的心灵鸡汤之旅。我们需要强大的勇气来开启这一旅程，如果你已经准备好要踏上征程，那么我会帮助你。这项寻找内在安全感的、真正的工作意味着你将不再害怕哭出来，不再害怕寻求他人的帮助，也不再害怕踏入未知的领域——一个可能令人感到不安甚至恐惧的黑洞。它也意味着我们不再过着头脑麻木、自我麻醉的生活，我们开始能够感受到真正的快乐——那可能是你以前从未体会过的。它还意味着我们的生命能够茁壮成长。

寻找安全感的工作往往意味着要回到过去，去发现真实的自己。这也意味着，在回到过去的同时，你将去探索你的根系和你的来历、去理解你的生活经历，以及你如何向这个世界展现你自己，你如何向这个世界展现你的根、树干和树冠。

第5章

回归我们的根

也许你正在树枝间寻找，期望找到那些只可能出现在树木根部的东西。

——鲁米（Rumi）

你有没有看过英国广播公司的电视节目"你以为你是谁"？社会名流们在这个火爆的节目中追踪着他们的家谱，这个节目自2004年开播，至今仍然很有影响力，收视率居高不下。我们似乎痴迷于去了解我们从哪里来，因为这有助于我们了解自己是谁，以及我们何以成为这样的自己。许多人做了DNA测试，试图了解自己的身份与来处。回顾和连接这些节点，去探索发现家谱，有助于我们确定我们在当下现实中的位置并强化我们的归属感。它还能帮助我们去理解我们与自身安全感的关联。

早期开端

　　祖辈与安全感的关联、我们父母的生活经历、孕期经历、出生体验、生命的头七年、学校教育、同伴关系等。这些构成了你与自身安全感之间关系的基础。那么它们是如何影响到安全感的呢？有大量的证据表明，压力、紧张和创伤会刻在我们的 DNA 里代际传递。创伤可能在基因上留下化学印迹，通过我们的世系血统向下传递。在现实世界里你是否感到安全可能就藏在基因中。

　　作为一名睡眠专家，我在工作中就遇到过这样的情况，有人来找我帮助他们解决睡眠问题。我们的睡眠方式就是我们的生活方式——我们用餐、行动、呼吸、饮水、思考，以及与他人相处的方式。我以"好好活、好好爱、好好睡"的口号而闻名。通常我会用一系列的提问开始：这个人是谁？他们的生活方式如何？他们在生活中经历了什么？尽量去拼凑出关于这个人的完整拼图，去发现他们睡眠障碍的根源。在一些案例中，我找不到案主睡眠障碍的明显模式或原因，于是我可能会进一步追溯，了解他们祖辈和父母的情况，我把这称为自传体式问询。通过完成这个问询，我发现了更多有关他们的根源性信息，是什么塑造了他们？他们的问题是否深深地植根于他们祖辈的创伤？基于过去的遭遇，他们现在对生活做出回应的方式是否有安全感？

萨拉的故事

我给 29 岁的莎拉提供过咨询，她当时已被公司解聘 3 个多月了。咨询时她正因惊恐发作和重度焦虑而无法入睡。她说自己从小就敏感、焦虑、失眠。在与她交谈时，我清楚地意识到，她继承了一些东西，这些东西一直在影响她的生活。我问起她的父母及他们的生活。她告诉我说，她母亲的母亲，也就是她的外婆，在萨拉的母亲 15 岁时罹患癌症去世了。萨拉的母亲被迫离开学校，她不仅成了家庭的经济支柱，还要照顾她的弟弟妹妹们。萨拉的母亲一直带着突然失去母亲的创伤印记，并伴随着深深的悲伤和遗憾，因为自己再也没有机会继续接受教育和追寻成为一名护士或医生的梦想了。萨拉说，她的母亲经常半开玩笑地称自己是个"粗人"和"文盲"。

让我们把时间快进到今天，我看到了这个创伤在莎拉的生活中是如何上演的，因为她所描述的正是"冒名顶替综合征"的典型特征。她聪明伶俐，在工作中显然受到过尊重和重视，但她经常感到自己还"不够好"。她说其他人认为她怪怪的，还有点傻，不太聪明的样子。她带着对失败的恐惧感躺在床上，发现自己很难完全放松下来。她告诉我，她甚至害怕在晚上闭上眼睛，每天晚上都会被噩梦惊醒。可悲的是，她觉得自己已经习惯了通过烟酒去缓解恐惧和焦虑。我清楚地看到她为什么会走下坡路，我真的很想帮助她。

我在工作中遇到过很多像莎拉这样的人，他们最终陷入了一个糟糕的境地，但事态何以发展到如此糟糕的地步是看不出明显原因的。

促使他们来找我的原因可能是他们陷入了完美主义和过度工作的模式，这导致了倦怠与失眠，但其实这些都是表面现象。这背后到底隐藏着什么呢？是否有什么东西藏在他们的根源中，使他们发展到如此境地以至于来到我这里寻求帮助？

家庭治疗师马克·沃林（Mark Wolynn）说："在能量水平上，创伤会被继承，即使最初遭受创伤的人已经死亡，甚至他/她的故事被淹没在多年的沉默中。生活经验、记忆和身体感觉的碎片可能继续存活，仿佛从过去伸出手来，抓住活着的人的思想和身体寻求解决方法。

沃林说，尤其是长女，很可能带着她母亲没有解决的问题而活着。后代可能在不知不觉中为祖辈的错误行为"赎罪"。他的话让我想到了我的妹妹，她在童年不幸夭折，没能从我们祖辈的创伤中幸存下来。她的根系被削弱了，所以当她的身心系统被红斑狼疮攻击时，她无力抵御。我还反思了莎拉的旅程，以及她如何经年累月地认为自己"粗鄙古怪"，这与她母亲未完成学业有关，而她继承了这个创伤模式。

被削弱的根

遗传性的创伤可能会驻留在家族里的几代人中，直到它被治愈，或者说，直到它被治愈的那个时刻来临。

　　我的朋友、天才的躯体工作者克里斯·斯里塔兰（Chris Sritharan）说："只有在资源尚有盈余的情况下，我们才有可能治愈。"这让我想知道，代际创伤是否恰好在正确的时间点上等待着被治愈的机会。换句话说，我想知道在我们的家族历史中是否会存在这样一个节点，即在这个节点上恰好有人拥有治愈家族衰弱根系的资源，因此，他们在生活中必然面临一场"彻底颠覆"（很快，你会明白为什么我使用这个词），这给治愈提供了机会，这个机会不仅针对他们自己，也包括整个家族，特别是会使后代受益。

　　你今天所具备的找到安全感的能力，可能会受到你的祖辈及他们与自己生命之间的关系的影响。作为人类，我们是一个非常有韧性的物种，我们经历战争、承受灾难（包括自然的和人为的）、遭受生活中的创伤性事件，还要抵御疾病的侵扰，即便如此，我们依然让生活继续着。巴塞尔·范德考克（Bessel van der Kolk）在他的《身体从未忘记》（*The Body Keeps the Score*）一书中描述了压力和创伤是如何滞留在身体中的，他说在它们被释放前，我们还无法完全地茁壮成长。我们过着处处戒备、刻板的生活，把自己紧紧地锁在盔甲里，对抗着想象中的威胁。

　　　创伤性经历确实会留下痕迹，无论是大范围的（例如对我们的历史和文化造成影响）还是小范围的（例如对我们的家庭产生影响），黑暗的秘密都会不知不觉地世代相传。它们也会在我们的思想和情感上、在我们获取快乐和亲密关系的能力上，甚至在我们的生物学和免疫系统上留下痕迹。

——巴塞尔·范德考克，《身体从未忘记》

这种躲在盔甲里防御的方式可能会世代相传，并影响我们获得安全感以及过上完整而充实的生活的能力。

在我疗愈自己与安全感的关系的过程中，我回顾了个人的历史，了解了更多关于我的根系和祖辈的情况。正是带着这样的了解，我开启了深刻的疗愈之旅。最后我终于可以安然入睡了。我很荣幸能够在工作中帮助更多的人踏上治愈根系的旅程。这的确是一场旅行，而且，它并非一蹴而就。

玛拉的故事

玛拉是一名 34 岁的教师，第一次见到她我就被她可爱的性格吸引了。我觉得她身上有一种真正的纯真，她有时就像个孩子。她拥有美好的生活，幸福的婚姻，从事着既擅长又喜欢的工作。她和她的丈夫正在考虑生孩子，事实上他们已经安定下来并且准备好了。但是在 2017 年 1 月，在他们结婚 4 个月后，她开始出现睡眠问题。她看了医生和各种睡眠专家，并开了安眠药，药物让她感觉糟透了，所以她停止了服药。在经过了几年的睡眠困扰和尝试过各种方法后，她最终前来找我。对她来说，睡眠问题完全是出乎意料的，她不明白为什么突然就开始睡不着了。我也看不出她在每天快乐的生活中，为什么会突然出现失眠症。像往常一样，我们讨论了常规话题，例如日常事务、生活习惯、工作压力，但我并没有发现任何明显的问题。接下来，我们开始了针对她的自传体式问询。

我发现，在玛拉 4 岁前，她就已经被送到过 3 个不同的护理机构。她的父母来自印度，母亲患有精神分裂症，父亲是个酒鬼。因此我认为对玛拉和她的两个兄弟姐妹而言，与父母生活在一起是不安全的。她有一个年长她很多的姐姐，姐姐和姑姑一起生活，她和哥哥则被送到寄养家庭。玛拉不知道父亲是否还在世，但她母亲的情况稳定了很多。

她的故事让我很难过，在我们一起深入工作前，我先为玛拉提供了几个实用的方法，让她先尝试一下。如我所料，她的睡眠问题并没有真正得以改善，这证实了我的怀疑，即她失眠的根本原因在内心深处。因此，在第二次治疗中，我们谈到了她的童年，我温和地表达了她的睡眠问题可能与她早期的创伤性成长环境有关。她告诉我她感到很震惊，但同时也感到了解脱。专家们曾告诉她要挑战自己的信念，并开始了认知行为疗法的方案，但这些方案除了让她觉得自己好像不够努力之外并无效果。

你能看到自己生命的形成期，也就是你早期的主要经历，是如何导致你被深度弱化的吗？彼得·沃勒本所谓的"痛苦的龟裂"，会在我们以后的生活中显现出来。问题是，它为什么会在这一刻出现在玛拉的生活中？多年以后，当玛拉能够理解自己的故事时，她做出了这样的联想：那时，她和丈夫正在考虑生孩子，一想到孩子她就激动万分，于是失眠就开始出现了。用她的话说："我经常在想，考虑到我自己的童年经历，在潜意识中，婚姻生活和生育孩子的想法可能触发了我的内在创伤。"

但现在我先跳过这里，让我们回到玛拉的故事上来。

在我们的第二次治疗中，我不仅介绍了童年创伤的概念，而且还告诉玛拉，我觉得自己不是帮助她的最合适人选。我强烈地感觉到她需要正确的治疗方式来解决困在她身体里的创伤问题。我能看到并感受到她的沮丧，因为她实在是太绝望了，急于得到救助。我带她尝试了一些呼吸技巧和气功练习，她可以用这些方法在晚上帮助自己放松下来，但我知道她需要的是在更深的层次上做真正的工作。我推荐了一些治疗方式，如颅骶疗法和专注于身体创伤的心理治疗。之后我就把她送走了，希望她有勇气和信心去探索这条路，并请她与我保持联系。一年后，玛拉写信给我说，她正在阅读《身体从未忘记》一书，并且按照我的推荐，已经完成了强有力的治疗过程。从那时起，玛拉不仅解决了睡眠问题，而且还意识到自己在生活的大部分时间里一直是低自尊的。她曾一度遭受惊恐发作的折磨，只是一直不明所以。

在我写这本书的时候，玛拉再次写信给我。她说："我仍然在进行自我疗愈，经常练习呼吸。我能够及时停止自我评判；我能够享受在大自然中的时光，并喜欢花很长时间散步；我能够活在当下，享受小事带来的快乐，而不是急于去完成它。"她现在有一个一岁的女儿，而且正期待孕育第二个孩子。

如果我们的核心内在带有童年的创伤，那么想要获得安全感（和深度睡眠）几乎是不可能的，即使我们很想这样做。这也就是认知行为疗法对玛拉和许多因睡眠或压力问题来向我寻求帮助的客户都不太适用的原因所在。大脑中试图帮助我们生存的部分，即边缘系统，位于我们理性大脑的深处，它不善于装假或否认。事实上，我经常说，当我们处于求生模式时，我们没有使用"前额叶"或新皮层（大脑中相对较晚进化出来的部分）帮助我们有逻辑、理性地思考和处理信息。取而代之的是，我们使用的是"恐惧大脑"，即只动用深层、较原始的边缘系统来应对眼前发生的事情。因此，疗愈必须从更深处着眼，回到我们的根源和开端。玛拉的人生因遭受了严重的颠覆而被破坏，尽管她已经尝试在许多方面去实现自我成长，但只有当她准备好面对和治愈她早期的童年经历，并弄明白问题的根源时，她才开始获得真正的安全感。

归属感来自哪里

归属感在我们获得安全感的能力中起着重要作用。我们的归属感来自我们自身的根基，就是你根植和栽种于何处、你的根系有多粗壮及扎根有多深入。在继续阅读前，请你考虑以下两个问题。

- 你觉得自己真正归属何处呢？

- 何处是你家？

　　就像植物需要合适的土壤和条件才能生长，人类也同样。我们需要有归属感才能获得安全感，进而生存下来。根据亚伯拉罕·马斯洛（Abraham Maslow）的需求层次理论，人的生存有五类需求，其中达成最理想生活的关键因素就是归属感需求的满足。请想象一下，你走进一屋子的人群中，那是一场聚会，一进去你就能感觉到房间里的气氛。如果你稍加留意，你会注意到在你的身体里升起一种感觉，通常来自你的内脏，它在告诉你"我属于这里"或"我并不属于这里"。随后你伸手去拿饮料，毕竟你已经身处聚会中了，但许多人去拿饮料不是因为他们想喝，而是他们需要一些东西让自己放松下来，因为他们的身体已经为感觉贴上了标签"我不太属于这里"或"暂时还不属于这里"。

　　在思考你是否有安全感的时候，对"我归属何处"的回答是很能说明问题的。苏塔·盖伊·罗森（Suta Guy Rawson）是一名教练和治疗师，对他而言，让他有归属感的地方是使他能够真正茁壮成长和能发挥他独特本质的环境。那么对你来说，这个地方存在吗？它又在哪里呢？

　　当我想到自己的根系时，我能看到自己这棵生命树被多次连根拔起过，一次又一次地从一个地方移栽到另一个地方。也许这就是为什么我不太适应旅行的原因，因为无论新环境多么舒适，我都需要一段时间才能安顿下来，让自己融入其中。也许这也是为什么我的方向感很差，有好几次我在离家的时候都严重迷路。正如我在开篇与你分享的在山区迷路的那次遭遇，那是一次令我心有余悸，继而又被我转化了的严酷考验。

我花了一段时间才弄明白，为何我的方向感这么差劲，以及为什么我在陌生的环境中难以安顿。是因为我归属感的根基被削弱了，这导致我在离家时感到精神游离且充满了不安全感。顺便说一下，自从找到问题的根源后，我的方向感有了明显的改善。

可能大家殊途同归，在看到下面有关我的情况时，也许你可以考虑一下自己的根系是否强壮。

我祖辈的故事

18 世纪末，我的曾祖父母离开了印度，移民到南美洲的圭亚那，成为契约农奴，在水稻和甘蔗种植园里工作。

圭亚那可不是明信片上那个拥有金色沙滩和蓝绿色大海的加勒比海岛屿。圭亚那的沿海地带呈混浊的棕色，因为亚马孙河从这里的雨林中流过，奔向大海。一些人会想到 20 世纪 70 年代的琼斯镇大屠杀，吉姆·琼斯带着他的追随者进入圭亚那的雨林，然后 900 多人集体服毒自杀。还有一些人可能知道圭亚那是南美洲的一个前殖民地国家，拥有世界上最高的单级瀑布——凯特尔瀑布。或者，他们可能从纪录片《美洲豹的失落之地》（*The Land of the Lost Jaguar*）中认识了它——因为圭亚那的野生动物美得令人窒息，而且相对来说还未受到人类的影响。

我的祖父母和父母都出生在圭亚那。我母亲的家庭尤其贫穷，他们一家九口人挤在一座土坯房里。

以这种方式被移植到另一片土壤上，导致我们失去了某些精神和文化方面的稳定支撑，它是安全感的一个重要来源。我的祖先是印度教徒，但他们中的许多人不得不放弃信仰和宗教才能找到工作。在我成长的过程中，经常听到诸如家暴、酗酒、服毒或上吊自杀的故事。

我的父母都谈到过他们严酷的成长经历：在家里被殴打，在学校里被惩罚。我母亲身上至今还留有她的哥哥给她造成的伤疤，那是在一次特别野蛮的殴打中留下来的。他们的成长环境既不安全也不温和，活下去才是最重要的。我的父亲是在极端的暴力中长大的，他的父亲是一个恶魔般的人，被渴望成功、不屈不挠和酗酒成性的奇怪混合体所驱使。

1961 年，我的父母离开圭亚那前往英国，在埃斯塔尼亚号航船上旅行了 30 天。离开她深爱的母亲和姐妹们，我母亲感到非常伤心。但父亲固执地想要自强不息，一门心思想要成为一名医生、律师或工程师。同样，在这片陌生的土地上生活依然艰难。20世纪60年代，伦敦南部的种族主义盛行，妈妈为了支持我父亲上大学，在工厂里整天做着包装纸箱的辛苦工作。

我的姐姐、弟弟和我都出生在伦敦，父亲最终获得了工程学位。然而，也许是因为当时英国的种族状况，我父亲无法找到合适的工作，于是他决定再次背井离乡。

1972年，我和家人乘坐航班回到圭亚那，憧憬着也许有更好的工作机会和更有品质的生活。

20世纪70年代，圭亚那政局动荡，中学生被迫在军队中服役一年才能继续上学。而黑人士兵在服役期间强奸和虐待印度女学生的报道时有发生。

1978年，我和妹妹被迫回到英国，与克罗伊登的一个家庭一起生活。我的父亲和这家的主人协商了寄养费用，他们不情愿地收留了我们，这样我们才得以继续在英国上学。

我和妹妹在一所全是白人中产阶级女孩的学校里上学，我发现她们总是盯着我看，好像我是一个怪人。我与她们说话的方式不同、长相不同，甚至有人告诉我，我身上的味道和她们不一样。我完全缩到自己的壳里，几乎从不说话。在学生履历表中，老师用诸如"人际退缩"和"沉默寡言"这样的词来描述我。在那样的环境中，我怀念自己光着脚丫到处乱跑、追赶着狗、在树上攀爬的时光。

在此期间，我父亲留在了圭亚那，继续以强大的动力和精力发展他的事业。在事业的巅峰时期，他拥有一家工程公司，有 30 多个雇员，他的工作获得了认可和赞誉。他的公司承接设计并建造了圭亚那的第一座横跨德梅拉拉河的大桥、雨林中的树顶人行道、位于圭亚那首都乔治敦的世界级板球场、第一个田径运动场，以及一个堪比奥林匹克运动会规模的游泳馆。我的父亲肯定是一个完美主义的高成就者，他一生都在努力奋斗，甚至在去世前一天，躺在医院重症监护室里的他还与总经理开了会。2005 年，他被授予皇家工程师协会会员资格，然而，他始终有一个备受折磨的灵魂。

你能看到内在"无所归属"和"无处为家"的人的行为模式吗？这些被连根拔起的经历与被移栽的遭遇，可能会削弱我们生命的根系，让我们总有一种无依无靠的感觉，也就是缺乏安全感。

也许这可能就是我父亲为何如此暴力、不可捉摸，让我的兄弟姐妹、母亲和我都感到害怕的原因。

也许这就是为什么我的母亲总是体弱多病、穷困潦倒，而且总感觉自己不舒服的根源所在。

也许这就是为什么我年仅 42 岁的姐姐突然因创伤离世的真相。

也许这就是为什么这么多年以来，我为何会面对如此多的精神与情感挑战，我又为何苦苦挣扎去寻找内在安全感，现在，我总算是成功了。

也许这就是我写这本书的原因吧！

不同类型的根

　　我的故事并不美好，但我分享这个故事就是为了让你能理解这一点：我们的根系以及我们的早期经历是如何为我们以后的生活奠定基础的。在讲述自己的故事时，我在脑海中想象着各种类型的根，有的根很粗壮、扎根很深、蓬勃发展。例如，代表野心和动力的根系使我能够获得成功，使我在学术上取得成就，在工作上得到认可。我相信这些根是强壮而结实的，它们深深地向下穿透土壤，回到我的祖辈那里，他们曾被迫离开自己的祖国，一到圭亚那马上就投入艰苦的工作、克服逆境、赎回自由。我的成功在很大程度上要归功于与这些特殊的根相连。我不认为自己有什么特别的动机或野心，但由于我与这些具有"成就动机"的根系连接得如此紧密，所以有时我别无选择，只能选择努力并获得成功。有一段时间，我所做的一切就是为了努力而努力。但我并没有感到自己在茁壮成长，因为我的根基很弱且受到过伤害，所以我无法感受到快乐、归属感和安全感。这影响了我的人际关系和社交，恐惧感和孤独感支配了我的生活。当努力不再起作用时，我也病倒了，不得不进行自我疗愈，于是这些根系就被治愈了。我经历过的衰弱崩溃或突破性进展促使我重新审视这些"努力"的根源，并找到安全感，这让我现在拥有了不同的生活方式，一种让生命丰富而繁荣的方式。

　　其实我还有过其他的一些丧失和被抛弃的经历，但我的故事不是关于成为一名受害者的。我也有其他的根，正是通过发现和加强这些根系，我发现自己现在安全感十足，并且安全到敢写这本书。这些根系是快乐、俏皮和极富创造性的。它们激发了我对舞蹈、图书和自然的热爱。它们帮助我重新站起来，并且看见了生命内在的相互联结。它们给了我信心和勇气，并且持续地帮助我在逆境中找到真正的意义和疗愈——从不放弃希望。

倾覆的树

我们如何开始疗愈这些被削弱的根系呢？或者我们从哪里开始才能够治愈我们的祖辈所遭受的创伤呢？这些创伤怎样通过血统传递下来，并显现在我们的日常生活中？这样的疗愈有可能发生吗？

特纳橡树

我被特纳橡树的故事深深地打动了。这个故事向我证明了我对生活的一切信念，这些信念关乎如何摧毁我们的稳定状态，如何重新着陆于坚实的地面，以及重建我们的安全根系。

1987 年 10 月，英国发生了一场强度空前、方向莫测的风暴。当时我 23 岁，正逗留在伦敦南部克罗伊登的寄养家庭里。神奇的是，我在风暴中睡了一夜，但第二天无法上学了，因为几棵树被吹倒后挡住了道路和火车轨道，导致了交通停滞。当时我还不知道，拥有超过

14 000 棵树木且树种之多之美令人难以置信的邱园，也在那场风暴中遭受了重创。其中有 700 多棵树倒下了，被风暴连根拔起。特纳橡树也被狂暴地连根拔起，它的整个根盘被扯出土壤，凄凉地躺倒在花园里。它已经活了 200 多年了，是邱园中最古老也是最大的一棵树。工作人员感到非常震惊。从表面上来看，它在被连根拔起前是不够健康的，当时一些植物学家想着也许这是一次拯救它的机会。但大多数专家认为它活不了，这样它就不得不被彻底砍掉并移走。

他们用起重机吊举特纳橡树，然后把它支撑起来，原计划先处理其他所有倒下的树木，最后再回来解救它。当工作人员最终花了三年时间再次见到它时，人们见证了一个巨大的惊喜——特纳橡树正在健康、茁壮地成长着！它的根系已经重新建立起来，并为它的叶片提供着丰富的营养。自从飓风过后，它已经恢复了超过三分之一的生机。树枝强壮而结实，叶子生机勃勃、绿意盎然。

为什么会这样呢

人们想象树的根会扎得很深，其实并非如此。事实上，它们被固定在一个很像酒杯底座的浅浅的根盘里。在暴风雨来临前，经年累月的，它的周围以及根盘上被行人的双脚无情地踩踏着。人们在它周围行走时压实了土壤，使其失去了多孔结构，造成通气不良的情况。简单地说，就是特纳橡树的根部因无法呼吸或吸收水分，已经变得虚弱不堪和营养不良了。所以，当暴风雨来临时，它们已经相当脆弱了。

是大自然挑选了特纳橡树，并将它的根的故事展示给世人，这预示了在世界范围内，花园里的树木栽培迎来了一个崭新时代。多年以来，一种专门为根盘周围的土壤充气的机器已被开发出来，这就是所谓的"空气栽培"。

多年以后，当我听到这个故事时，被深深地触动了。我的生活经历了冲击和颠覆，我重新振作了起来，变得更强大。这些年来，所有曾与我共事的人，包括那些我在精神科医院的工作对象，他们都经历过最具挑战性的状况，但最终我们将会看到，他们所经历的不仅是崩溃，还有人生的突破，尽管当时人们会感觉非常痛苦。生活可能让我们疲惫不堪，压得我们喘不过气，有时甚至会使我们在经历丧失、大病、意外后轰然倒下。这些冲击使我们失去了稳定感，使我们感到茫然无助，使我们丧失了重新站立的勇气与能力。但是我们确实再次站了起来，我已经做到了。当我们再次站稳脚跟，重新连接地气后，我们会变得更加强大。倾覆之后的结果是我们由此变得更具安全感，并且更能茁壮成长。

但不是每个人都能做到这一点。重新站立需要巨大的勇气和能量，这正是疗愈生命的真正工作。这是我们能够成长的唯一途径。

特纳橡树的故事向我揭示了什么呢?

我们必须疏通赖以生存的土壤（环境）来获取氧气。我们都需要深呼吸，并且需要自由和空间来做到这一点。生活可能压实了我们的土壤，压扁了我们的身体。我们被卡住了，只想活下去。

成长需要获取好的滋养条件，这样才能充分发挥出潜力。这可能意味着，我们需要寻找新的、更肥沃的土壤。我们有必要被"连根拔起"。

一旦被移植，我们就需要修复和强化根基，以便我们能够在更肥沃的土壤中茁壮成长。然而首先，我们必须折返回去，开荒破土，重新去发现我们的根系。如此，才能开启疗愈之旅。

当我们从根部得到深深的滋养后，

我们会情不自禁地成为，

那个我们注定要成为的人。

我们会不由自主地结出，

那枚我们必然会结出的果实。

这是自然的馈赠，

一切都取决于你的信仰，

无一例外。

第四部分

建立内在安全感的 25 个练习

我看待我家族的祖辈就像看待植物的根一样。二者都深入大地，被时间的养分所滋养，直到根部强大到足以支撑起巨大的树冠。

——蒂芙尼·麦克丹尼尔（Tiffany McDaniel），
《贝蒂自传》（*Betty, an Autobiography*）

工欲善其事，必先利其器。

——《论语》

我们就是我们所重复做的事情本身。

——亚里士多德（Aristotle）

现在是时候与你分享经由我实践并与我的客户分享了超过 25 年的工具了。它们仅仅是工具吗？考虑到它们为我们的生活带来的深远影响与深刻转变，在是否使用"工具"这个词时，我感到很纠结，因为这个词似乎降低了其自身价值。这些工具中有一些是我自己走了些弯路后开发出来的，更多的则是基于存在已久的实践和传统。为了简洁起见，我将使用"工具"这个词。

但在我们开始前，我想分享一下关于使用这些工具的几个关键信息。

（1）除非为你所用，否则工具就只是工具。虽然听起来理所当然，但是有多少次你报名参加了一个课程，却并没有应用所学的知识；或者你买了一件设备，却从来没有使用过它？健身房里就到处是生锈且昂贵的工具！

（2）当你规律性地使用它时，工具即成为习惯。随着我们不断深入的实践，工具会成为一种生活方式，一种具体的体验，也许我们不需要思考，因为它已经内化成我们的存在方式。例如，想一想你是怎么洗澡或刷牙的。这是人的第二天性，你不必非得通过努力才能抽出时间去洗漱，因为你知道令自己清新、整洁对幸福生活很重要。我向你保证，当你开始注意和感受到这些工具的好处并经常使用它们时，它们就会成为你的第二天性。

（3）让实践转变成资源。如果我们的配给充足，就能随机应变地应对生活，直面各种挑战，为寻找内在安全感开展工作。

工具　——→　实践　——→　资源　——→　谋略

（4）支持。寻找内在安全感的工作不会是一帆风顺的。在恰当的帮助下，我相信你一定会找到内在安全感。你可以求助于那些表现出稳固的安全感的人，他们正是你自己苦苦寻觅的拥有良好安全感的榜样。去告诉他们你正在做什么，获得他们的支持以帮助你完成这项工作。在这个过程中，记日记将会很有帮助。

去探索我为你提供的这些工具。专心致志，使之为你所用，你将体验到独属于你的顿悟时刻。

（5）意图。为你想要拥有的感觉设定一个意图。这样做的意义在于，这是你对自己希望抵达之地以及你对未来愿景的创建。它使你能够在当下即做出指向未来的选择，而你会以不同的方式和意识做出选择。

你想要获得安全感，但这对你来说到底是种什么感觉呢？你能找到你专属的词语去表达吗？这些词语最好是积极的，而且它们不是那些你并不想要的感觉。

将正确的词语输入你的潜意识，比输入错误的词语，更能创造一个你想拥有的、强大的愿景。有时人们会说"我不想要某种感觉"，但你想要什么感觉呢？确定那些你不想要的感觉可能很重要，但你最终会把你不想要的感觉输入你的潜意识中。

例如，现在，请你对自己说：不要去想一头粉红色的大象。无论你做什么，绝对不要去想一头粉红色的大象。那么此刻，你想到的是什么呢？

你想到的是一只掠夺性的、巨大的粉红色大象，对吗？我们的头脑的运作方式是，它确实容易紧盯着被植入的最强有力的词语。所以如果你说"我不想感到害怕"，这句话中最有力的词语就是"害怕"。

想一想安全感对你意味着什么，它在你身体里的感觉如何。回想一下你感到安全的时刻——也许是在抚摸你的宠物或听你最喜欢的音乐时，也许是做了一顿丰盛的晚餐或拥抱你爱的人时。创造你的安全感愿景，这就是目标。

（6）准备就绪。你准备好做这项工作了吗？你是否已经接受你现在的状态——精疲力竭、焦头烂额、毫无希望、没有快乐、没有安全感；或者，事情也许还没有那么糟糕，你希望它能更好。如果你想感受更多的快乐，想要拥有那种真正内在丰盛的感觉，那么做好准备是关键。它将激励你采取行动，并让这种转化的激情之火始终燃烧。

在我的第一本书《累并快乐着》（*Tired But Wired*）中，我描述了ARC 转变模型，我们可以根据它来衡量为转变而做的准备处于何种程度。在这个模型中，我们首先要意识到，当我们想要在生活中创造那些希望发生的改变时，我们正居于何种角色。我们应站在自己人生的中心，对于我们自身以及当下需要做出的选择，承担起全部责任。

A：**意识**（Awareness）

B：**责任**（Responsibility）

C：**选择**（Choices）

现在我们知道了，我们不是环境的受害者，我们不必被自己的过去所定义，我们可以选择不同的方式，去过不同的生活。

2010 年我在自己的第一本书里描述了 ARC 模型，那已是 10 多年前的事了。我不得不承认，当时我以一种更加线性的方式看待生活："如果我这样做，那么我就会得到那种结果……"

转变之旅并不是线性的，事实上，这段旅程可能看起来有点混乱。

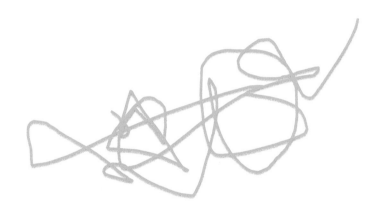

如果你更仔细地审视这个貌似混乱的图像，你就会发现它实际上是由一系列小弧线组成的。寻找内在安全感的旅程就是这么上上下下、转来转去的。但最终，当我们真正意识到是时候站在我们生活的中心，承担起责任，并做出不同选择时，我们才会真正登场。在这个过程中，随着我们不断消融多年来在自己周围建立起来的层层盔甲，我们会拥有发出"啊哈"一声的那种顿悟时刻，会有觉醒和领悟。我们卸下盔甲，直到抵达自己的中心，真正的安全感正是从这里被感受到的。

（7）在真正开展行动的过程中，勿言放弃，直到完成。虽然我们在实践的过程中会越来越有安全感，但并没有一个真正的终点。有时，生活开始砸向我们更大的挑战和意想不到的难题，但希望到那时，我们已经无可争议地具备充足的资源和条件，我们能穿越风暴，最终到达彼岸，享受永恒的平静。

因此，找到工具，勤加练习，同时坚守我们意欲抵达某处的意图，在这样做的时候，即使我们正身处生活的风暴中，我们也会建立起支持系统，我们的内在自我会变得智慧而稳定，这就是寻找真正安全感的旅途。

第6章

创造更多的资源——重置

千里之行，始于足下。

——《老子》

寻找内在安全感的第一步，需要你收集自身的资源。想想特纳橡树的故事，收集资源就相当于树艺师在橡树周围放上支撑物，使它直立起来。当时，他们并没有意识到这样做是在给这棵强大的橡树提供开启愈合之旅的机会。我接下来要分享的内容，就相当于把你自己支撑起来，以便你也能开始你的愈合之旅。

还记得我之前说过的吗？你需要大量的资源来开展真正的工作。治愈需要能量。你需要能量来创造动力，以便做出不同的选择，养成新的习惯。你需要能量来面对寻找内在安全感的道路上随时可能遭遇的艰难险阻。

如何去获得这些资源呢？几年前，我是一个睡眠专家，这是我的职业，而实际上我真正的工作是为人们提供资源，以便他们能实现自我疗愈。

你现在的能量水平是多少

你能给自己按10分制打一个分数吗？0分代表精疲力竭、完全耗竭，10分代表蕴含惊人能量、拥有足够资源。我可不希望你给自己打个零分。

记下你的能量水平——我知道这可能不太科学，但这是监测你资源水平的一个快速、有效的方法。要开展真正的工作，你至少需要达到6分或7分的水平。

我现在想和你分享获取资源的关键做法，这样你就可以开启获得真正的内在安全感之旅。有些工具包存在的问题是，它们要求你掌握认知或心理学的专业知识才能更好地开展真正的工作。如果你精力不足，睡不着觉，你正在为生存而挣扎，开始真正的工作就很难。重置工作能帮助你找到更多的能量，也能使你更为轻松而优雅。这相当于，在你开始长途旅行前给你的汽车加满油。

按下重置按钮

多年前，我发现自己只做了一件异常简单的事情就帮助我的客户摆脱了倦怠和失眠模式。我将这个简易的方法称为"5个不可协商法则"（5NNs）[①]。

想一想特纳橡树的故事，经历重置就相当于把树支撑起来，并将支点放在恰当的位置，使获取安全感的旅程得以开始。这正是它的起点。

当我们在求生模式中运行时，我们会忘记自己是谁，忘记那些让我们感到快乐、自信和幸福的事物，忘记童年的梦想和激情。我们变得干瘪和颓废。这种只保证生存所需的能量的求生模式使我们一直活在恐惧里。我们感到茫然无措，毫无安全感。

亚历克斯的故事

我曾与 42 岁的亚历克斯合作，他曾是一位极有天分的职业橄榄球运动员，现在从事法律工作。他已经好几个月都睡不好觉了。他总是在凌晨醒来，然后再也无法入睡，对一切都感到担忧。最后，他干脆不睡了，只是开始工作。当我们在线咨询时，我看出他正靠咖啡活着。他与我几乎没有眼神交流，全程都在看他的手机和电子邮件，我能感到他并不觉得这么做有什

---

① "5 个不可协商法则"是怎么来的？许多年前，我为一家知名投资银行的一群交易员举办了一场压力管理工作坊。那是一次糟糕的会议。当时我的演讲生涯刚刚开始，还不像今天这么自信。当时是晚上 7 点，房间里有 50 多人。银行为他们准备了茶点，还有啤酒和葡萄酒。他们聒噪而又乖张，我的演讲进行得非常吃力。当我们进行到课程的工具包部分时，在绝望中，我大喊（以使自己被听到）道："我要分享 5 件事，它们将改善你的睡眠以及你的能量，然后我就会离开这个鬼地方！其实我并不关心你们是否会做这些事情，但如果你做了，我知道它们会带来巨大的变化！""5 个不可协商法则"就这样诞生了。

么不对。整个过程他都在为那些他自认为必须做的工作而焦虑，并没有投入我们的交流中。

亚历克斯有很多问题需要处理——他暗示了过去的创伤，并谈到了自己患有"间歇性抽动症"。他还承认，他一直有自杀和自残的念头——这是他过去在感觉不好时采取的策略。在这个阶段，我不确定是否需要医疗干预，但我们都同意做一些小改变，看看会发生什么。他同意与我保持联系，如果他觉得自己需要医疗帮助，就告诉我。

在不到 24 小时后，亚历克斯给我写信说，他无法相信自己的感觉竟如此不同。我们所做的一切都是为了给他的"根部"注入一些营养。

那么，这是如何做到的呢？

- 他减少了咖啡量。通常他一大早就喝两杯浓咖啡，一天当中还会喝更多。
- 他开始吃早餐。
- 在我们通话后，他开始喝更多的水。
- 他开始优先考虑并重视自己的睡眠。
- 那天晚上，他放下笔记本电脑和手机，早早地就上床睡觉了。
- 他放下了手机。
- 当他在夜间醒来时，他没有看时间。
- 他不再早上一醒来就看手机。

- 他在午餐时间出去跑了会儿步。

这听起来可能过于基础，但问题是，身体需要这些基础的东西。它需要正确的营养，正确地被对待，以便以它应有的方式运作。我们的神经系统需要被正确对待，否则它就会紧张，而我们就会认为自己受到了攻击。

我对亚历克斯有如此之快的好转感到惊讶，他曾经是一名职业运动员，所以或许他的生理机能因经过锤炼而韧性十足。

在不到两周后，在我们的下一次治疗中，我更加惊喜。他看起来很不一样了。我第一次见到他时，他看上去灰头土脸，显得不太友好，并拒绝眼神交流。现在，他饶有兴致地讲话，眼睛里闪着光，脸上还挂着灿烂的笑容。他在工作中感觉更快乐了，并且开始花时间在自己的爱好上——写作和脱口秀，这是他一直以来都愿意投入激情去做的事情！

在这么短的时间内发生了什么？

亚历克斯绝对是快速掌握了我的方法，但他的情况并不罕见。如果我的客户真正致力于做出改变，让正确的营养输入"根部"，通常我在一周内就会看到变化。一般来讲，他们最初会感到有点不可置信——这么小的变化怎么能带来如此大的转变？

想象一株被忽视的植物，被放在窗台上。你一直很忙，并被生活所困，总是忘记给它浇水。它看起来半死不活，萎靡不振。你内疚地拿出水壶，给这株可怜的干枯植物浇水，满足它的需求。几分钟后，你就看到了植物的变化。它开始支棱起来，甚至变得更绿了。你亲眼看到它再次焕发生机！这就是当我们在土壤中获得第一滴养分时发生的情形。这就是发生在亚历克斯身上的奇遇。

开始工作

于此处开始，你将建立你的资源。这些工具基于我的"5 个不可协商"法则，你要争取练习 7 ～ 10 天。我向你保证，你会注意到自己的变化。如果你想了解更多细节，建议你阅读我的第二本书，《快速入睡，全面觉醒》，在那本书里我更详细地解释了这个法则。

（1）在起床后 30 ～ 45 分钟内进食。当你醒来时，你的感觉如何？你的精神是否已经快速进入状态？醒来的时候你是否有一种恶心、焦虑的感觉？这些都是你在求生模式下运行的迹象。吃早餐能使你从"战斗－逃跑"模式的交感神经系统，转变为"安全－发展"模式的副交感神经系统。打破不吃早餐的习惯包括补充必要的蛋白质。如果你在求生模式下运行，就要避免间歇性断食或类似节食的方式。

（2）避免咖啡因。不要用咖啡因代替食物，每天最好不要喝超过两杯的茶或咖啡，下午 3 点后避免摄入咖啡因。

（3）补充水分。每天至少喝两升水。在水里加一小撮天然海盐，再挤点柠檬，这就是碱性水了。

（4）优先考虑休息和睡眠。早点上床（大约在晚上 9 点半或 10

点），然后看书、写日记或打坐，让你的神经系统平静下来。不要睡过头，也不要在晚上反复查看时间。

（5）创建一个禁用电子设备的时间段。在你上床睡觉的前一个小时，开始退出电子模式。别把你的电子设备带进卧室，避免在夜间醒来时看它们（我们已经习以为常了）。在早晨睁开眼后，在看手机之前，至少给自己留 20 分钟的时间。

（6）动起来。让自己动起来，提升能量水平，并转移低落的情绪。快步走也是不错的选择。你没必要在健身房里花几个小时。关键是要在早晨改变你的能量状态，即使你头天晚上睡得不好。也可以说尤其是在你没有睡好的时候，更要改变能量状态。如果我没有睡好，我最喜欢做的是一边听我最爱的音乐，一边跳舞、跳绳或转呼啦圈，至少坚持 5 分钟，以摆脱惰性的影响。

（7）避免看新闻和社交媒体。特别是早上第一件事和晚上最后一件事。你要充满希望地开始这一天，然后自信满满地结束这一天。

现在，请你真正着手开始这项工作，虽然有些人可能会感到有些阻力。

- 我从来没吃过早餐，吃早餐让我感到恶心 / 我没有时间。
- 我必须在第一时间喝咖啡才能打起精神。
- 我讨厌喝水。
- 我不能那么早睡觉。

- 什么？！把我的手机从我的卧室拿出来？你疯了吗！
- 我太累了，我不可能做运动。

希望你知道，我做这项工作已经超过 25 年了——如果算上我自己尝试这个方法的时间，那么时间就更长了。我曾听过（自己也用过）每一个借口。我的方法甚至对精神科医院的病人都有效。相信我，这种清理是必不可少的，一旦你的能量水平提升了（目标是至少达到 6 分或 7 分水平），你就做好深入下去的准备了。

有所期待

一旦你已经下定决心做这个重置练习（大多数人需要7～10天），你将开始感觉到：

- 精力更加充沛，即使你睡得并不算好；
- 总体上你会更加乐观和满怀希望，即使事情进展得并不顺利；
- 不那么纠结于自己睡没睡好；
- 能更深入地探究不快乐、失眠、耗竭的真正根源；
- 准备去探索你与安全感的关系。

你所做的是给土壤提供合适的养分。你必须去滋养自己这棵树的根部，这样它才能茁壮成长。现在，是时候给土壤通通气了。

第 7 章

让土壤呼吸

有一种呼吸的方式是短促的，还有另一种方式，那是爱的呼
吸，它会带你到达无限。

——鲁米

就像特纳橡树的树根一样，我们也会被生活压迫和限制以至于无
法呼吸，不能成长。一旦特纳橡树的支撑物到位，它终会自由呼吸、
苗壮成长。同样，在我的工作和生活中，我注意到，呼吸——给你的
土壤通气——在寻找安全感的旅程中起着至关重要的作用。当我无意
中在笔记里写下"让土壤呼吸"这句话时，我断定我很有必要使用这
句话，因为这正是我的个人经历，也是无数客户和病人开始关注呼吸
的见证。

在本章，我将解释呼吸是怎样以及为什么会给人带来巨大改变
的，同时也会分享几个简单的练习。

短促的呼吸

几年前，在位于伦敦金融城的一家体检机构的实验室里，我注意到很多到访者的呼吸都呈现亚健康状态。他们被公司派来做健康评估，测试显示，他们的身体机能是在求生模式下运行的。长时间久坐压迫了他们的呼吸；咖啡因和肾上腺素使他们更加局限于胸式呼吸，以至于身体前倾几乎靠向电脑屏幕。快节奏的生活方式使他们连一次深沉的呼吸都做不到。具有讽刺意味的是，当时我并没有意识到自己也在过着被禁锢的、无法呼吸的生活。我的呼吸受限并不是因为平淡无奇的工作，而是因为童年创伤，它使我时刻处于屏息的状态，仿佛就要大难临头了。

当我们不能充分呼吸时，我们就会感到受限与拘束，陷入无意识固化的行为模式中，而这对我们毫无益处。我们把痛苦和伤害的感觉憋在心里，它们就这样一直被困在体内（这是"冻结""动弹不得"的状态），并最终引发疾病或慢性病。如果没有得到治愈和释放，过去的伤害就会停留在身体乃至每一个细胞中。它们会成为我们的存在方式。它们增加了我们罹患成瘾和神经症的风险。它们占据着我们的细胞空间，使希望、快乐和爱无处安放。换句话说，它们让我们的生命止步不前。

这就是呼吸不断被压缩的状态对人类心灵的影响。

学习如何呼吸

我在家附近的河边遇到了 39 岁的杰西·劳特（Jessie Laute）。当时我在寒冷秋天的泰晤士河里野泳一圈后上岸，正一边和朋友傻笑着一边哆哆嗦嗦地穿着衣服，一点也没有注意到她在一旁一直看着我们。她跑过来，面带微笑，问哪天可以和我们一起游泳。我自然同意了，因为我们一直在寻找疯疯癫癫的野泳爱好者。现在，杰西和我成了朋友，除了偶尔一起游泳外，我们还真正了解了彼此。事实证明，她是一位优秀的呼吸师，多年来一直致力于教人如何正确呼吸。随着我们彼此了解的加深，我们开始了美好的友谊。我也被她的故事打动了。

杰西·劳特的故事

39 岁的杰西出生在英国，父母是生于非洲的印度人。她的职业生涯很成功，曾在多家大型企业的人力资源部任职，享受着高薪、充实的社交和环游世界的生活。在一家著名银行担任猎头后，她的生活开始失控。上任两周后，她意识到有点不对劲，这项工作并不适合她。但她还是挺了两年。在这期间，她没有照顾好自己，健康状况急剧恶化。她靠喝酒来应对压力，吃得很差，不运动，也不好好睡觉。人际关系也开始受到影响，然后，当然影响了她的工作。这就是典型的职业倦怠旋涡。

意识到自己应该做出些改变后，她离职并前往巴西，在那里她为一家社会企业工作。在此地，她开始"呼气和放手"。她开始意识到一直以来自己憋了太久的气。她开始享受乐趣——真正的乐趣——并开始探索自己的激情和价值，去发现她真正关心的事物，其中包括与人合作。她决定接受教练培训，就在这次培训中，她参加了一个呼吸工作坊，而这改变了她的生活。在呼吸中她体验到了一种从未有过的寂静与平和。她持续去上课，并发现每次都能敞开心扉，尽情流泪，释放出她过去没有意识到的情绪。当她开始不断地深入探索并揭示自己过去的遭遇时，新的启发就出现了——只有理解过去，才能放下过去。

她最大的启发是，她发现了父亲去世时她所经历的创伤。在她 16 岁那年，家里发生过一场火灾。杰西、她的三个兄弟姐妹和母亲都逃过一劫，父亲却未能幸免。她的身体里隐藏着内疚和羞耻的情绪，甚至深入细胞。在意识层面，她知道那不是她的错，但在潜意识里，在细胞层面，那些感受固着在她的身体里，尽管那是 20 年前的事。就这样，杰西开始了疗愈父亲死亡的创伤之旅。

正如我之前说过的，身体是有记忆的。当杰西开始允许自己真正地呼吸，她发现创伤以有害的方式塑造了她的生活，而曾经的她不过是在苟延残喘而已。

就像雄伟的特纳橡树被连根拔起一样，它的崩溃使其得到喘息并因此而存活，现在它终于可以茁壮成长了。

杰西继续练习呼吸疗法，以持续疗愈由父亲的死带来的创伤。在一次治疗中，父亲的形象出现在她眼前，并对她说"这是你精神旅程的开始"。这是一次唤醒，使她开始探索冥想以及其他能为她带来能量的治疗方法。她还开办了一家呼吸疗法咨询公司，现在已经进入企业领域面对群体授课了，旨在帮助人们摆脱不良的工作模式，回归身体，感受内在，并释放那些积压已久且阻碍成长的情绪，当然这些都是以安全的方式进行的。

杰西的旅程还在持续，但她的生活和选择不再由创伤来决定。她现在知道，她的力量源于允许自己去感受内在的声音，附带的结果是，她还能帮助更多的人。她说自己的生命从来没有安全感具足地向下扎根，但现在找到感觉了。至于与家人的关系，因为她的兄弟姐妹对于父亲的死还没有释怀，所以他们的相处还是有点困难，但是，杰西可以在呼吸练习中找到安全和平静。

深呼吸

深呼吸使我们的"土壤"松动、通气，也让我们的心灵得以呼吸。在"被连根拔起"和崩溃之后，人会在自己的生命中创造出空间，或者说，我们被迫进入新的、尚未习惯的空间，此时我们不得不停下来。既然我们已经拥有了呼吸的空间，那么接下来会发生什么呢？

学习呼吸

1999 年，在澳大利亚，当我觉醒后，我开始学习如何呼吸。当我参加瑜伽入门课程后，我找到了自己。从第一节课开始我就着了迷，以前我也做过瑜伽，但这次不同。

过去，在课程结束前我就想逃离课堂。但我不得不留下来，让自己躺在那儿，并试图让全身放松下来，这对我来说真是太难了。几十年的自我束缚使我根本无法静下心来。

我们现在都知道呼吸是怎么回事了。事实上，这可能是最新的健康热潮——呼吸工作坊、威姆·霍夫 (Wim Hof) 呼吸法、整体呼吸法、细胞（SOMA）呼吸法、循环呼吸法、昆达里尼（Kundalini）呼吸法、布泰科 (Buteyko) 呼吸法。我认为全球达成了共识：我们需要通过做深呼吸学习如何慢下来。

学习如何呼吸对我和我的客户来说，都是一个启示。许多人因压力、忧虑和失眠问题来向我寻求帮助。我只是简单地告诉他们如何呼吸，然后我就目睹了他们的巨大转变。

你可能觉得，我们每天做两万多次的事情该是多么简单和自然，其实不是的。我们以为自己是在忍受痛苦，实际上是在压抑痛苦的同时进入了憋气模式。我们认为自己是在苦苦支撑，使自己免受想象中的威胁，而我们真正在做的事，反而让我们感到更加不安全。

当我们不能充分呼吸时，我们就不能安心住在我们的身体中。我们变得解离和麻木。在生命中的某些时刻，我们可能已经学会了阻止自己去感受痛苦或创伤，这是我们习得的一种自保模式，在那些时刻，我们只是没有资源来处理痛苦和创伤。也许那时我们还年轻，所以学习不去感受或屏蔽（阻断）不舒服的感受。

回到莎拉的故事

在我第一次鼓励莎拉练习呼吸时，我们取得了突破性的进展。她已经经历了"清理"过程，大多数晚上都睡得很好，但她仍然很焦虑。我注意到，在咨询过程中，她总是身体前倾地坐在沙发边缘。我们在线交流，她的焦虑即使隔着屏幕也触手可及。我问她是否可以靠在沙发上放松一下，她说她觉得自己做不到。这似乎让她很不舒服。这样坐着意味着她的姿势是向内蜷缩的，她的腹腔神经丛被封锁了，她把自己武装起来，以应对想象中的威胁。她说，她觉得自己必须这么坐着，否则她可能会错过或误解我对她说的话。我建议她就像现在这样坐着，简单地闭上眼睛，注意自己的呼吸。我要求她专注于一次呼气，并尝试让呼气更长。她往后坐了坐，开始呼气。在她留意呼吸不到一分钟后，眼泪从她的脸颊上滑落下来。"我怎么哭了？"她问道。

我们之后会再次回到莎拉的故事中。

熟悉你的呼吸是一个深刻而有意义的旅程，它可以从此刻就开始。你准备好了吗？你可以加入呼吸训练班，甚至可以尝试与执业者进行个人训练。为了便于你开始，我将介绍几个简单、缓和的练习，你可以马上就在你的日常生活中用起来。开始呼吸练习不需要耗费时间，更不需要去上课。你可以立刻开始，对，就是现在。

练习 1：注意到你在呼吸

关注你的呼吸

不要试图改变呼吸，只需随着它的状态，直到你开始注意到它。

- 你在阅读或听我说话时是否一直屏住呼吸？
- 你的肩膀紧张吗？
- 你的下巴呢？你在一直紧绷着它吗？
- 你的呼吸深沉吗？
- 你是在腹腔位置感觉到了呼吸，还是觉得它卡在胸腔位置，浅浅地呼吸，又收得很紧？

再深入一点

如果你发现自己的呼吸很浅，卡在胸部，请舒适地躺下来。如果你怕自己会睡着，就不要在床上做练习。可以使用毯子或靠垫，让自己尽量舒适、温暖一点。

注意你的呼吸。将左手放在胸部，将右手放在腹部。

让你的呼吸逐渐稳定并加深，感受你的手在身体上的重量。你能让呼吸更深入地到达腹部吗？

开始轻轻地延长你的呼气，但不要强迫它。想象你呼出的气，延伸并穿过自己的腹部、臀部、腿部和脚部。

轻轻地使呼气变长，并将这些"根系"深深地扎入大地。

让这些"根系"向下深深地扎进土壤。

伴随着安全之根的呼气，请重复对自己说：

我可以安全地呼吸；

对我来说，呼吸是安全的；

我是安全的；

我在我的身体里是安全的；

我在我的生活中是安全的。

练习 2：每天做五次呼吸练习

这个简单的练习是我大部分时间都会做的。在不做练习的日子里，我发现自己匆匆忙忙、毛毛糙糙的，甚至有时只是想一下不得不去做的那些事，这种想法就把自己淹没了。

早上醒来时，不要急于睁开眼睛。闭着眼睛，检查一下你的呼吸。它现在怎么样？

你只需要单纯地跟随着五次呼吸。这样做可能会迫使你以不同的方式呼吸——你的呼吸可能会加深，你会感觉到自己腹部在扩张。或者，随它去，它想怎样就怎样，你只是跟随。

当你注意到自己的呼吸时，问问你自己："我现在的感觉如何？"然后开始你的一天。

如果你能在一天中重复这个练习，那就更好了。例如，你可以在吃午饭前或在泡茶的时候做呼吸练习。然后，一天中的最后一件事，就是当你熄灯时，去跟随五次呼吸，来帮助自己毫不费力地进入梦乡。

这种简单的练习帮助你熟悉自己的感觉，从而防止过度思考。

呼吸，回到你的身体中，回到你自己身边。

练习 3：把叹息呼出去

这是一个非常有效的练习，可以让你在一天的工作中释放掉负面情绪或卡住的能量。我们倾向于在日常工作中自发地叹气，但如果我们能专注地叹一回气，它本身就能成为一种强有力的治疗方法。

米拉式叹息

提醒你一下，米拉是我在塞浦路斯救助的狗。它在 2020 年来到我身边。说实话，我不确定是谁在拯救谁。起初它很容易受惊，我发出的每一个声音都会吓到它。它在塞浦路斯街道上流浪时被伤害过，所以它缺乏安全感也就不足为怪了。随着时间的推移，伴随着对我的信任不断增加，它知道自己有家了，它的安全感开始增加，并越来越安定。

我喜欢它坐到我身边，把头靠在我腿上。我抚摸着它美丽的棕色毛发，而它满足地喘息着。这种情况每次都会发生，我女儿称之为"米拉式叹息"。随着它的喘息，我可以感觉到它在放松中逐渐安定下来，并一点点变得柔软而松弛。它的压力已经解除了。

当我们叹气时，它能使我们产生平静和满足的感觉。现在就试试吧。夸张地大口吸气，保持一两秒，然后用嘴叹气。当你这样做时请发出声音。在叹气的时候，请发出一种解脱的声音。

再试一次，这次要更夸张地叹气，更长地呼出。

想象一下，把这个夸张的叹息从你的脚底发出来，就像你在用你的树根呼气一样，这个长长的呼气让你感到安全，它使你接地气，并和大地相连。

留意任何你感觉到正在变软的部位，也许是肩膀，或者是眼睛和下巴，它们在一点点变得柔软、松弛。

第 8 章

回归身体——具身化实践 ①

> 为了改变，人们需要对自己的感觉有意识，需要觉察到身体
> 与周围世界的互动方式。身体的自我意识是我们从过去对自我压
> 制中解放出来的第一步。

——巴塞尔·范德考克

呼吸是通向身体的桥梁。当莎拉开始温柔地探索自己的呼吸时，她进入了困在身体里的感觉和情绪。她问道："我怎么哭了？"但我鼓励她不要去评判眼泪，而是单纯地允许它们流淌。我们总是很快就做出判断，并得出无益的结论。我们会想当然地掉进关于为什么会有某种感觉的脚本中，它甚至可能都不是真的。在这个过程中，我们会陷入头脑制造的思考中，而忘记了让自己主动去感受需要感受的东西。这是情绪卡在身体里的一种表现。我们很容易分心，时不时地拿

---

① 具身化实践可以帮助人更有觉知地、持续地与身体同在，拥抱当下；同时帮助人跟随身体的智慧，发起意图和目标。——译者注

起手机，把注意力投向社交媒体或其他电子产品的干扰中。一个小时一眨眼就过去了，这波情绪也随之而去。然而，真的过去了吗？通常情况下，并没有，它仍然潜伏在我们的细胞和组织中，只是在等待我们静下来，也许是在夜深人静时，它再次来袭。

这是否与你产生了共鸣？

去感受安全不仅是要挑战你的想法，改写你的故事，改变你与他人的沟通方式，它也关乎你身体的自由和解放。我们的身体常常因感受到外在的压力而紧绷，而压力转而融入机体内部，影响一切——我们的脖子、肩膀、下巴、心血管系统、能量水平、消化功能、睡眠，等等。

我们该学会去感受需要感受的，而不是冻结、麻木、退缩、走神、解离、寻求控制、追求完美——这些是我们倾向于采取的模式。

当我们学会感受时，我们可能会遇到层层挫折、担忧、烦躁和不耐烦。如果我们允许自己勇敢地深入下去，我们甚至可能会感受到内疚、怨恨、愤怒、羞愧、孤独和悲伤，以及那些我们在人性中所能感受到的一切感觉。但正如诗人纪伯伦所说："你的快乐是你褪去掩饰之后的悲伤。"为了获得快乐和幸福的真正内核，我们必须学会与不舒服的感觉相处并感受它们。但我们怎么才能做到这一点？

我花了几十年的时间来研究这个问题，举办工作坊、进行培训、参加各种会议、阅读大量的书籍。去感受需要感受的，是非常困难的——多年的条件反射作用让你变得麻木不仁、自我封闭、拒绝感受、不敢停下来。生活中到处都充斥着分散注意力的事物，人们要想逃避不悦的感觉是如此容易。但请记住，当你去感受需要感受的，回报将是惊人的，那里饱含和平、满足、幸福、更多的能量，以及与其他人更深的联结。这项工作是值得做的。

我真心希望你认同我的说法。为了让你回归身体，我将为你提供一些简单、有效的躯体练习。需要提醒你的是，"躯体"一词来自soma，意思是"属于身体的"。在这里，我们回顾一下之前介绍过的"内感受"（interoception）的概念——所谓身体的能力在于觉察和感受内在发生了什么。你越是提高你的内在感受能力，就越能理解身体在某些情况下所做出的反应。你可能会注意到，有某些人在场时或在某种环境中，你的下巴会紧缩，或者心率会加快。你越注意身体的感觉，就越能满足它的需要。这些需要可能是安慰、支持，或者离开某种情境，抑或是大声喊出来。你在疯狂追剧或浏览社交媒体时很难关注自己身体的感觉，所以想要注意到自己身体的疲惫，你需要关掉电源，好好休息。

顺便说一句，这并非自我放纵之旅。你越是关注自己的身体，就越能成为一个更好的朋友、父母或管理者，因为你开始更多地留意周围环境中所发生的一切。

下面是基于身体的练习，你可以在日常生活中去实践。在你寻找内在安全之旅中，它们是你疗愈工具箱里的重要组成部分。

练习 1：注意你的身体意识

你只需要花点时间注意你的身体，以及你正在保持怎样的姿势。

- 你是坐着、站着，还是躺着？
- 你的头部、脖子、肩膀、背部、腿部保持着怎样的姿势？
- 注意你身体的紧张程度。
- 你能感觉到在你的面部、胸部、背部、腿部、腹部及胃部有任何紧张感吗？
- 你的下颌是紧咬着还是放松着？
- 你的手是紧握的吗？
- 你身体的哪个部位是放松的？
- 你身体的哪个位是紧绷的？
- 你能感觉到心脏的跳动吗？
- 你的心脏是在狂跳还是有节律地跳动着？
- 你是否注意到你的身体有任何紧张或焦虑的感觉？
- 你现在的能量水平如何？
- 你是感到精力充沛、激情饱满、跃跃欲试，还是感到困倦、迟钝和疲惫？

人们常常忽视身体发出的求救信号，你现在的身体状况如何？你的身体有什么感觉？它想告诉你什么？它现在想表达什么需求？

也许你会关注到，你现在需要移动一下，让自己更舒服些——要么向后靠一下，要么干脆躺下；也许你想转动一下肩膀来释放一些紧张感；也许你想张大嘴巴，缓解一下下颌的紧绷状态；也许你想去拿点吃的或喝的。

身体意识是疗愈之旅的重要组成部分。

练习 2：确定你的触发点

这个练习的目的是让你意识到身体对压力的反应模式。它是如何让你知道你已经被触发或被激活了？想一想你最近一次感到被触发是什么时候（越近越好）。

- 你的身体倾向于做出怎样的反应？
- 你的身体倾向于在哪些部位做出反应？
- 你的触发点在哪里？
- 你知道这些吗？

许多人将压力留存在他们的肩膀、胸部、胃部和腹部。压力也常常被憋在面部，尤其是眉间和下颌，并一直延伸到脖颈。呼吸由此变得浅而受限，这加剧了不安全感。这些是你身体发出的生理警示，它在请求你的关注。

对我来说，愤怒、恐惧、担心和悲伤等情绪往往停留在我的胃部和腹腔神经丛周围。我一开始会感到恶心，然后呼吸也会受到影响。如果持续时间太长，我就会感到疲惫和情绪低落。我的身体变得软绵绵的，想躲起来。这是我熟悉的模式之一，而现在我知道了如何与它相处。但正如我之前所说，第一步，是意识到它。了解你的反应模式，它就不会占据你的思想、身体，也不会导致不适。

如果你还没能发现你的模式，只需在接下来的几天里留意一下。你不需要经历烦躁和创伤就可以注意到身体对压力的反应。你只需要在开车陷入交通堵塞时，或者在超市排队时，留意你的不耐烦，感觉你的身体是如何反应的，你的呼吸又是怎样的。

下一步是留意你能否温柔地鼓励你的身体进行自我调节。你能把注意力转移到你的脚上，去感受它在地面上的那种感觉吗？如果你在坐车，你能通过收紧和松开脚趾来让自己松弛下来吗？抑或是通过活动肩膀来自我放松吗？另一种释放方式是用鼻子吸气，然后用嘴长长地呼出一口气，就像我在前面的练习中向你展示的那样。

你越是善于注意到自己的触发点，就越有可能阻止情绪冻结和麻木在你体内循环。在工作与生活时，你会变得更善于放松。当你开始调动来自身体的智慧时，你就能够放松了。

练习 3：感受快乐和喜悦

虽然我们努力面对和感受不愉快的感觉很必要，但注意到那些我们感觉良好的时刻并将其更多地嵌入身体和记忆中，也很重要。这是在你的身体中创造安全感的另一种方式，当我与你分享如何重塑你的大脑和神经系统，使其具有积极的偏好时，我们会更具体地回答这个问题。

记住一个让你感觉良好的时间和地点。它可能是一个你经常去的地方，在这里你感到放松、平和及喜悦。它也可能是你与某个人或某些人在一起的时光——当你和他们待在一起时，你感到安全和平静。

花点时间想一想：这个人是谁，或者这个地方在哪里？这个人可能是朋友或家人，也可能是已经去世的故人，但当你想到他们以及他们在你生命中扮演的角色时，会给你带来平静。这个人可能是一个有智慧、可靠、令你感到信任的人。如果是一个地点，那么这个地点可能真实存在，也可能是你通过想象创造的地方——它可以是你在电影中看到的一个梦幻之地，或者一间面朝大海的小屋。

现在闭上眼睛，想想这个人或这个地方，当你这样做时，注意你身体的感受。注意你的呼吸是否更深，你的背部、下巴、脖子和肩膀是否更放松。注意你身体的姿势是否与之前有所不同。

去感受你身体里的平静，去体会你内在的安全感。要知道这是你在任何时候都可以给自己的礼物，特别是当你感到身体紧张和紧绷的时候，你可以选择在这一刻让自己放松。这并不意味着你所有的问题都得以解决了，也不意味着你生活中的一切已尽善尽美，但它确实意味着你值得去感受深呼吸，你值得享受舒适和轻松，你值得去知道这些感受在你身体里究竟是什么感觉。

如果你在成长过程中承受着总想要变得更好的压力，并且在成年后大部分时间都在这么做，那么你可能都不知道在你的身体里感觉到放松到底是一种什么体验。这个简单的实践可以帮助你从身体上学习如何松弛下来。

练习 4：感知你周围的环境

在这个练习中，你将使用感官让自己平静下来，并把自己带入当下。这是一种调节神经系统的有效方法。

无论你在哪里，请环顾四周，你现在看到了什么？

- 你现在能闻到什么？
- 你留意到空气中有些什么？
- 你有怎样的生理感受？
- 你身下的椅子，挨着你皮肤的衣服，还有你戴的眼镜，你感觉到了什么？
- 你是否注意到在某一刻凉爽的微风轻抚着你的皮肤？
- 在你周围的环境中有什么声音？也许你能听到外面的汽笛声或鸟的鸣叫。

最后，留意一下你嘴里的味道。

- 你的嘴里有什么味道？
- 也许是你之前吃的东西、用过的牙膏或漱口水，也许你还能回味到刚才喝的那杯茶。

当你做这个练习时，你可以在心里默默地告诉自己你留意到了什么。

- 我能看到……
- 我能闻到……
- 我能感觉到我的皮肤……
- 我能听到……
- 我能尝到……

当我们感到不堪重负或压力重重时，我们可以通过感官来调整身体的感觉，留意并详细描述这些感觉，并从中找到安全感。

当我们注意到身体里正在发生的事情时——那些紧张和卡住的地方——我们才能放松和释放自己。

关注身体里正在产生的感受，有时这种感受似乎会加剧。你可能会留意到你的心跳在加速，感觉它好像越来越严重，但如果你继续留意并描述它（我注意到我的心脏跳得很快），留意和描述本身就会把你带到一个地方，在那里，旋转会停止，心跳会减慢。

练习 5：在大自然中漫步

在这个简单的练习中，你将在大自然中漫步，但不要带任何电子产品。不要带着你的手机或音乐以及任何可能分散你注意力的东西。你要做的就只是在大自然中漫步，去倾听和感受。当你行走时，感受你的脚如何踩在地面上。听听你周围的声音，如鸟儿的歌唱、树木的沙沙声、风吹过的声音。如果正在下雨，去感受你皮肤上的湿润。

你还可以留意你是否变得不耐烦甚至开始感到无聊，留意你是否在期待某种形式的分心或噪声。不耐烦或无聊的感觉在你的身体里是怎样的一种感受？深深吸气、呼气，使呼吸延伸至你的双脚。感受你的脚踩在大地上并不断回归脚踩在大地上的感觉。不断回到你身体的感觉里。

你的目的就是听、闻、呼吸，以及简单地去感受，并回到你身体里的感觉中。

练习 6：脚跟下坠，回落到你的身体

当我感到我快要"离开"自己的身体时，我很喜欢做这个练习，这种时候，要么是因为我的头脑被某个想法缠住，要么是因为我花了太多时间盯着屏幕。这个简单、有效的练习是由天才的具身化教练和治疗师马塞拉·维德里格（Marcela Widrig）教我的。在演讲中我经常邀请听众做这个练习，他们都很喜欢这个练习。它可以让人充满活力，如果你一直坐着，想要运动一下，那么这是一个不错的选择。

请尊重你身体的感受，如果你在做这个动作时感觉到任何关节

（肘部、膝盖或脚踝）的疼痛，请即刻停止。

为了增加挑战，你可以闭着眼睛做这个练习，如果你需要的话，也可以在身边放一把椅子或一张桌子。

- 赤脚站立，与髋同宽，略微弯曲你的膝盖，让你的腿部有种柔软的感觉。
- 感觉你的脚深植在大地上。伸展脚趾，去感受身体被你的腿和脚所支撑的那种重力感。
- 闭上眼睛，抬起脚跟，然后轻抬脚尖，再落下你的脚跟。
- 让你的上身真正放松，从下巴到肩膀再到手臂，让手臂柔软地垂在身旁，这样当你身体下落时，你会觉得自己像个布娃娃，但你却是稳稳地落下的。

做这个练习时不要忘记呼吸（我们在集中注意力时往往会忘记呼吸）。向上的时候吸气，向下的时候呼气。也许在你的脚跟下降时，可以同时带入大声呼气的叹息声。

这样练习 8 ～ 10 次，如果你愿意，可以更多。向上时脚尖着地，回落时重心落在脚跟，去感觉你的下半身沉重而踏实。

闭着眼睛去感受你能感觉到的东西。你应该会对你的下半身有更强的觉知。它甚至可能又麻又沉重。

享受这种回归身体的感觉吧！如果你准备好了，就睁开眼睛，带着对双脚和下半身更大的觉知去开启你的一天。

如果你在夜里醒来发现你的大脑清醒，无法再入睡，那么你可以做做这个练习的简单版本，那样可能更温和。在黑暗中睁开眼睛，轻轻做几个脚跟落地的动作，让你回到自己的身体里。这并不需要耗费多少精力。

练习 7：探索颤动

如果做完脚跟落地的动作后，你仍然觉得需要更多的帮助才能让自己的意识回归身体，那么可以试着做些抖动练习。

- 站立，双脚与髋同宽，双脚分开并深植地面，膝盖放松，闭上眼睛，上身保持放松状态。
- 轻轻摇晃和抖动你的身体，同时双脚站稳。
- 同样，做这个练习时不要忘记呼吸。

如果你愿意，可以多练几分钟甚至更长时间。相信我，它能使人充满活力，做完后你会感觉良好。甚至你可以在做这个动作时播放一些动感的音乐，让享受音乐的愉悦感引导你回到身体中。

当你做完这些后，闭上眼睛，再次让自己感受周围环绕的能量。同时享受你的下半身扎根地面的感觉。

有时候，与身体重新建立联结可能会带给你一种意想不到的享受。跟随着这种感受，显得傻乎乎的也没关系，这可不是一项艰苦、严肃的工作。当我的大脑被锁住，试图摆脱一些压力或想找到解决问题的新办法时，我喜欢做的另一件事是趴在地板上，像球一样来回滚动。仰面平躺，将膝盖卷起抬高到额头处，开始前后来回滚动。这也是一个很好的按摩脊柱的练习，它对电脑屏幕前弯腰驼背、久坐不起的人是一种有效的练习。

练习 8：找到舒适和轻松的感觉

你可能会发现，当你练习这些动作，特别是那些柔软、温和的动作时，你会产生某些情绪。在做这些练习的时候，最好能有自我安抚的方法，并辅助以基于庇护技术（Havening Technique）的简单技巧，这也会很有帮助。

庇护技术由美国神经科学家罗纳德·鲁登（Ronald Ruden）研发，应用于创伤治疗。在这里，我向你提供这一技术的简易版，你可以与本章中的任何一个练习一起使用。

庇护技术

- 双手交叉，手掌放在肩膀上，双手向下抚摸手臂直至手肘，重复这一动作。
- 在反复做这个抚摸动作的过程中，你可以重复下面这些话：

- 我是安全的；
- 我在我的身体里是安全的；
- 我在我的生活中是安全的。

这真的就这么简单。去享受你回到自己身体中的奇妙感觉吧，欢迎你回家。

更深的探索

我与你分享这些练习的目的是让你更深入地探索自我。如果你已经开启重置工作，你会感到拥有了支持你走得更远的资源。提醒你一下，关键是有规律的练习。如果规律地做这些练习，那么你可以获得真正的稳定感，同时创造一种内在的安全感。在这个快节奏的时代，我们可能会迷恋于即时满足，但真正的知识和智慧需要时间，所以保有耐心，不断实践，你终会获得回报。

你已经熟悉了你的呼吸，也学会了怎样回到你的身体，这个旅程将是持续的。现在，重点将转向更深地向内探索，与你的内在成为知己，那是安全感真正的所属之地。

了解内在的本质是很个人化的实践，并不是所有练习都适用于所有人。保持开放的心态，尽可能多地尝试，看看什么对你真正有效。这样做的目的是，随着时间的推移，只要你愿意，你将拥有专属于你的资源库——你的私人工具包。

第 9 章

我可以展示真实的自我吗

爱的真正礼物是自我揭露。

——约翰·鲍威尔（John Powel），《为何我害怕告诉你我是谁》
（*Why Am I Afraid to Tell You Who I Am*）

好，更好，最好……过度的驱动力使人感到自己似乎永远不够好。

——圣·杰罗姆（St Jerome）

你们中有多少人在晚上睡觉时磨牙？ 100 人里至少会有 10 人举手。

磨牙症的表现是过度磨牙或过度咬紧下颌。如果磨牙损害了你的牙齿，牙医可能会建议你戴上护齿套。牙医甚至可能会和你聊聊你的压力。

追求卓越或希望不断改善生活，这本身没有错，但过度的完美主义可能来自内心深处某个地方，你的感觉并没有那么好，你缺乏安全感，所以你想靠控制外在的一切让自己感觉好一些。你的内在对话是严厉的、惩罚性的，充斥着"必须做、应该做、不得不做"这样的词汇。事实上，心理学家艾尔伯特·艾力斯（Albert Ellis）博士发明了"必须强迫症"（musterbation）这个词来描述一种过度的驱动力，这种驱力使人感到自己似乎永远不够好，永不能停歇，必须更加努力。好、更好、最好……

我的完美主义故事

我在一所由修女管理的天主教学校上学，该学校的要求极为严格。这对我身为印度教教徒的严苛父母来说再合适不过了，他们是真的希望自己的孩子能够超越他们并获得成就。

我的完美主义使我非常辛苦，以至于我因为害怕说错话而不敢发言，我患有口吃。我发展到了这样一种地步，那就是我意识到，尽管自己有很多话要说，但除非我的表达完美无瑕，否则我不会开口。几乎在一夜之间，我转换为另一个截然不同的角色——一个看起来自信满满、善于交际的人。后来，我成了一名演说家，站在舞台中心引人瞩目。

即便如此，那也不是真实的我。我站在舞台上，虽然看起来自信非凡，但内心感受却并不舒适。只有在多年的治疗过程中层层消融无益的条件反应后，我才感觉到安全，我才觉得终于可以向世界展示真实的自我了。

向他人展示我们到底是谁，需要勇气和安全感。我们在最亲密的关系和职业生涯中，往往会暴露真实的自我。而我的很多客户都会磨牙，脖子和肩膀总是紧绷着的，并患有头痛和偏头痛。这些人往往拥有非凡的成就，对所有人和事都说"是"，唯独对自己说"不"。直到他们因精力耗竭或常常失眠而最终不堪重负。

为了说出我们的真相，我们必须感到安全。

我们必须足够爱自己，知道我们的心里话值得被说出来，值得被听到，值得被接纳。

这可不是佩戴防磨牙护齿套就能解决的问题。这项工作需要时间和耐心。正如我之前所说，我只是为你提供工具，而做不做取决于你。去实践吧，让它们成为你的资源。

我诚挚地为你献出这些工具。我邀请你敞开心扉，享受它们，并在使用它们时温柔地对待自己。

和之前一样，我建议你通读这些练习，并选择一两个，将其纳入7～10天的日常实践中。

如果任何练习给你带来了悲伤的感觉，那就单纯地允许它存在。如果有必要，你还可以使用前一章提到的庇护技术，它能给你带来一些额外的舒适与安慰。

练习 1：识别你内在的完美主义者

你需要写日记或记笔记来完成这个练习。

我希望你舒适地坐着，可以靠在椅背上，闭上双眼，感觉你的双脚踩在大地上。跟随几次呼吸，去观察它们缓缓深入，并沉入你的腹部。

现在回忆一下最近的某个场景，你告诉自己必须以某种方式做某事，或者需要做某事，而且只有你才能做到。可能这些事是无关紧要的，如晾晒衣服或收拾洗碗机里的碗，但你认为没有人能够像你一样做得那么完美，这些事必须由你来做。

你可能会想到最近一次你做的某件事，你认为自己做得不够好，即使别人告诉你你很棒。它可能是你做的一盘菜，或者一次职业演讲。不管是什么，反正你就是觉得自己不够好。

还原那个情境，在脑海中重现它，就像它此刻正在发生一样。这个情境发生时你在哪里？你周围的场景是怎样的？尽可能重现它，仿佛身临其境。

现在，试着听一听那个声音，它在告诉你，必须由你来做，必须像这样做，没人能帮你，你必须独自完成。

试着听一听那个说"你根本不够好""你很糟糕"的声音，去听听它们是怎样在你背后嘲笑你的。

你能识别出那个声音吗？你能听出它其实不是来自你吗？那么它

是谁的声音？是多年前学校里的老师或父母的声音吗？如果你不能识别这个声音，甚至无法把它与你自己内心的声音分开，也不要担心。重要的是让自己意识到，以这种方式驱动你的不是一个爱你的人。那是一个苛刻、不友善甚至具有惩罚性的人，要不要听他的，你可以自己选择。

你有没有觉得这很有趣？如果是，我邀请你给这个声音起个名字。我内在的完美主义者有个奴隶主，她叫川布尔小姐①（Miss Trunchbull）。她告诉我，我不能休息，事情必须做得恰到好处，我不能寻求帮助，在我没有做到尽善尽美前，我不可以停下来。总之，一切必须是完美的。

当川布尔小姐突然蹦出来时，我该怎么应对呢？我会暂停下来，关注她，然后安抚她。这听起来可能很奇怪，但本质上，我其实是在安抚自己内在非常弱小的那个部分，她在很久以前就知道，她得把事情做到完美，才能感到安全。她需要掌控一切，抓住所有，她需要永不停歇地努力（但还是永远都不够好）。

我有好几个川布尔小姐，一个说我必须运动，即使我的膝盖很疼或我没有睡好；另一个说我看起来很胖，没有吸引力，不如别人好。

我已经学会了如何倾听并安抚她们，并告诉她们我是安全的，自我同情是安全的。然后我会去倾听另一个声音。我内在的声音告诉

---

① 川布尔小姐是英国著名童话《玛蒂尔达》（*Matilda*）中的女校长，这是一位苛刻、跋扈、恐怖的反派人物。——译者注

我："够了，可以停下来休息了，你做得足够多了。"

　　日记提示：现在请花 10 分钟写日记，梳理一下那些声称你不够好、你不可以寻求帮助，或者不能停歇的声音。如果你觉得有趣，那就给它们起个名字。你对它们了解得越多，当它们出现时你就越容易识别。重要的是，你越是练习去留意它们，你就越不会被它们牵着鼻子走。

练习 2：镜像工作

　　在这个练习中，你将用一面镜子来反映你与自己关系的不同面向。正如我所说的，完美主义者对自己的说话方式是苛刻的和批判性的。他们对自己不够友善，以至于不安全感会循环往复，驱使他们更加努力地控制外部环境，去找到某种虚假的安全感。

　　镜像练习的发明者露易丝·海（Louise Hay）基于这一练习创作过一本畅销书《镜子练习》（*Mirror Work*）。这项深层次的工作效果惊人。正如赋能教练纳塔莉娅·本森（Natalia Benson）所说："这关乎你的自我认知，以及作为一个整合的、拥有自我意识的人，如何去获得直面生活的勇气。"

　　你准备好了吗？在本书中，我为你提供两个精准的、深入的练习。你需要在一个不被打扰的地方进行，时间为 20 ～ 30 分钟。

　　看着镜中的自己。一开始你可能会觉得有点奇怪，也可能不太舒服，但要坚持下去。关键是不加评判。我们常常带着判断、批评、厌恶等情绪看着镜中的自己，我们可曾真的有那么一刻，只是站在那里，毫不评判地望向自己吗？

镜像练习 1：我是谁

请确保自己舒适地坐在了镜子前。你可以在开始前点上一支蜡烛，并在手边放上笔记本。

你要为这个练习留出 20 分钟的时间。

凝视着镜中的自己，大声说："我是谁？"

起初你可能会"听到"：

- 我是一个父亲；
- 我是一个丈夫；
- 我是一个兄弟；
- 我是一个朋友；
- 我是一名健身教练、律师或火车司机……

我向你发出挑战，请你继续注视镜中的自己。花点时间，放轻松，感受你的呼吸，至少再持续 5 分钟。

你的"川布尔小姐"可能会对你说"简直是胡说八道""这太无聊了"，或是"这可笑的练习到底要说什么"。

留意她的声音并持续这么做。

那个躲在层层防御后面的人是谁？那个你在生活中扮演的角色又

是谁？你究竟是谁？

真正的你是什么样的？在生活中你有机会去做这个真正的自己吗？

做完镜像练习后，花 10 分钟记录下刚才的感受。你对自己有新的认识吗？

建议你在一周左右的时间里，每天重复这个练习。挑战自己，不断深入，保持耐心，穿越层层防御，给自己一个机会与你内在的渴望联结。

杰姬的故事

正如直觉式自我保健教练杰姬所说："记得在我十来岁做这个练习时，我哭了。"成长过程中她一直被灌输要坚强。她的母亲独自把她和她的兄弟姐妹养大。作为一名精神科护士，为了养家糊口，这位母亲不得不经常把孩子们留在家中。杰姬不得不担起照顾弟弟妹妹们的重任。她总是觉得自己身负重任，当她的弟弟妹妹们去找朋友玩耍时，她觉得自己仿佛变成了一个忧心忡忡的大人，直到他们回到家她才会松一口气。

镜像练习 2：我爱你

对完美主义者来说，这个练习可能出乎意料地难做。如果你一直对自己很严苛，那么这个温柔的练习几乎可以说是颠覆性的。在做练习时，尽量觉察你的呼吸，只要你觉得有必要，就可以把前面提到的庇护疗法带入其中，你一定会感觉不错。

请确保自己舒适地坐在了镜子前。你可以在开始前点上一支蜡烛，并在手边放上日记或笔记本。

你要为这个练习留出 20 分钟的时间。

凝视着镜中的自己，认真地看着自己的眼睛，并大声说："我爱你，×××（你的名字）。"

持续做 10 分钟。

当你使用这些词时，你可能会感到阻力。你的"川布尔小姐"可能会对你说"可笑死了""你也太自恋了吧"，或是"难道你就没什么正经事要做吗"。你要留意她是否突然出现并继续练习。

如果你能不顾阻力继续进行，那么你可能会留意到情绪的出现，这时这些爱自己的话就更难说出口了。你的声音可能会变得微弱，你的目光可能不再那么坚定。如果需要的话，不要忘了运用庇护疗法来抱抱自己。

在做完练习后，如果你并没有感到有什么变化，那也不要担心。你要有耐心，别害怕变得脆弱，目标是每次做一个练习，每周至少做一次，或者理想状态是在一周内每天做一次练习。

如果你允许它们影响你，这些简单的练习就会带来显著的变化。

回到杰姬的故事，她说："一段时间后，有一天，我恍然大悟，我是爱自己的。"每天做这个练习也让她意识到，之前的她多么不快乐。

练习 3：发泄出来

禁锢真实的自我会让人精疲力竭，并可能引发各种症状，这些症状包括磨牙、头痛、喉咙不适、皮肤病（如湿疹、银屑病甚至痤疮）。但是，如果你习惯于长期压抑自己，你又怎么能学习开口说话？又怎么能学会安全地自我表达？

下面的练习对释放被卡住的挫败、愤怒及被锁住的压力将会很有帮助，它被称为"狮式呼吸"。它不仅有助于你释放压抑的情绪，还能帮助你松弛下颌，缓解磨牙症状。

做狮式呼吸时，你可以坐在椅子上或四肢着地；你也可以盘腿坐着。

将你的意识集中在眉间处，或者目光望向鼻尖；你也可以睁大眼睛，望向天空或天花板。

- 身体微微前倾，双手撑在膝盖或地板上。
- 尽可能张开你的手指。
- 用鼻子吸气。
- 张大嘴巴，伸出舌头，向下伸展。
- 用力呼气，让气息流经舌根。
- 在呼气时，从腹部深处发出"哈"的声音。

- 正常呼吸片刻。
- 重复狮式呼吸，最多 7 次。
- 深呼吸 1 ~ 3 分钟，完成练习。

更深入

你可以通过设定一个目标让这个练习进行得更加深入。换句话说，问问自己，你真正想说的是什么？那些你想说又说不出口，从而令你感到沮丧的，到底是什么？

在开始练习前，点燃一支蜡烛。然后，设定一个目标，放下任何你不想再坚持的东西。

每次呼气时，想象你正在放下你不想要的那些东西。注意你是否遇到了阻力，或者试图紧紧抓住什么。如果是，你只需承认它，并相信一旦准备好了你就会放手。

在练习的最后，想想看，你想在生活中获得什么，如快乐、平静、满足或平和？

如果你一直憋着什么话想对某人说，但又很难说出口，在做这个练习时把这些话注入激情并释放出来。当你完成后，闭上眼睛，平静地想象一下，现在你表达了真实想法，你与对方的关系会有怎样的变化。

许多人发现，在他们做了这个练习后，与他人的沟通就容易多了。这真的很神奇。

第 10 章

加强大脑的积极偏好

> 压抑消极体验于事无补。事实上，消极体验的到来恰恰是在促进积极体验的产生。

——里克·汉森 (Rick Hanson)

你现在感觉如何？

你准备好更深层地滋养你的"土壤"了吗？你已经用清理工作"撑起了自己"，用呼吸疏通了自己的心灵，并已回归身体。请允许我向你保证，如我之前所说，所有这些练习都是有意义的，生命不息，实践不止。我希望你获得了更多的支持、更多的资源、更大的安全感。

接下来，让我们更深入地探讨。当你被压力和焦虑淹没时，你可能很难留意或感觉到生活里有什么事是顺心如意的，仿佛一切都黑暗且无望。为了生存，我们的大脑已经进化出一种消极偏好，这种偏好往往会强化负性和紧张的体验，从而忽略了正在发生的正向体验，而这可能会使情况显得更糟。正如神经科学家里克·汉森（Rick Hanson）博士所说："对于大脑来说，消极体验就像维可牢

（Velcro①），积极体验就像特氟龙（Teflo②）。"他的工作表明，我们可以通过特定的练习来增强大脑的积极偏好，由此，这些被增强后的大脑神经通路甚至可以覆盖那些不再有效的固有思维模式。

这并不是说要停留在一种"有毒的积极性"的妄想状态下；这也不是试图掩盖真实，假装生活完美无缺；这尤其不是让我们的体验能力失效。相反，当我们有意识地将注意力和意识集中在建立新的大脑神经通路上时，我们将绕过那些被默认已久的破坏性或消极倾向，而它们损害了我们的健康和与生俱来的安全感。美国心理学家、积极心理学之父马丁·塞利格曼（Martin Seligman）提到了"现实的乐观主义"概念，这是一种在人际交往与各种状况下都能平衡好消极情绪和积极情绪的能力；它还是一种探索机遇的能力，也是一种相信未来会更好的信念。

很多人在恐惧和焦虑的状态下醒来，然后拿起手机流连于社交媒体或浏览社会新闻，这反而进一步加剧了他们的恐惧和焦虑。

我自己也曾这样，即便是现在，我也依然会在某些早上注意到固有模式再次到访。我发现自己醒来时，脑子里充斥着无益的固有思维模式，如果我不叫停，它们可能会一直进行下去并最终毁了我的一

① Velcro 是衣服的常用辅料，它是一种尼龙搭扣。此处作者表达的是消极体验具有的破坏性。——译者注

② Teflo 代指聚四氟乙烯树脂，使用在衣服上具有防油、防污、防水等功能。此处作者表达的是积极体验具有的防护性。——译者注

天。我可以把这归咎于我的成长经历，我在一个恐惧和焦虑是家常便饭的家庭中长大。圭亚那的生活充满了风险，那七年里，我们的院子里总是有一只看门狗，甚至还配有保安。多年来，我一直倾向于消极和恐惧思维。

值得庆幸的是，我们可以做出改变，大脑神经是可塑的，新的神经通路可以再生和加强，但我们需要正确的工具、实践和思维方式。

培养感恩之心是一种有效的方式。感恩生活，无论它多么的荆棘密布，感恩那些每天在醒来那一刻起就出现在我们面前的人与境遇。

我认为真正的幸福和快乐与外部环境无关，而是来自内心。在与很多人合作的过程中，我强化了这一信念。我一次又一次地看到，通过关注我们与日常环境的联结，我们有可能培养出一种深刻的幸福感。一方面，这与安全感的关系是，当我们穿越人生的荆棘，将发生的一切视作一种威胁时，我们的神经系统就会处于高度警觉的交感神经模式；另一方面，我们越是能让自己注意到美好的事物，哪怕只是转瞬即逝的一瞥，也能使我们的神经系统平静下来，使我们更多地待在腹侧迷走神经的安全模式里。

这项工作的美妙之处在于这样一个事实：我们可以重新训练我们的大脑，使之开始注意到美好的事物。如此一来，不但我们的环境开始逐渐解除敌意，我们自己也不再活在恐惧和预期的威胁中。

我将与你分享一些关于感恩和欣赏的练习。虽然简单，但它们能有效地解封冻结的情绪，并为你的心带来光明。多年来，我一直向那些存在睡眠问题的客户推荐这些简单且有效的练习。我的客户不仅改善了睡眠，在面对困境时也变得更有勇气与复原力。换句话说，他们感到更安全了！在本书中，我以开放的心态与你分享，并祈祷它们也能为你带来改变。

练习 1：感恩当下

这个练习也适合冥想或写日记。

请确保自己舒适地坐在了椅子上，靠在椅背上，双脚踏实地踩在地上。如果你觉得舒服，也可以盘腿坐着。

用鼻子深吸一口气，然后用嘴呼气。再做一次，直到感到放松，并回到当下这一刻，感受身体的放松，留意身体与椅子或地面接触的部位的感受。

现在我想让你思考一个问题：就在此刻，有什么事或人让你觉得感激吗？

如果你从来没想过这个问题，那么你可能一下子没什么感觉，这需要你保持耐心并深入思考。到目前为止，过去的一天中是否有什么事情让你觉得感激？有什么事让你感觉不错？它可能只是一次舒爽的淋浴或是一杯甘甜的茶水。有没有人对你说了句好话或给你发了一条令你感觉美好的信息？

到目前为止，你的一天中发生了什么，令你在此刻充满感激？

花点时间去回忆，重温并沉浸在积极的回想中，例如某个人面带笑容的脸庞，或者那些让你感觉温暖的话语。无论你感激的是什么，花点时间，哪怕只是一分钟，记住并享受这种体验。

当你这样做时，大声说出或在心里默念"谢谢"。如果你已经回忆起了很多事情，那就对你花时间去留意积极的那些事物说"谢谢"，无论这些事物是多么微小。

我建议你在一天的生活中，去留心每一件好事，并大声说出或在心里默念"谢谢"。

让它成为你的感恩仪式。在你一天的生活中，去培养感恩之情。

当你在说"谢谢"时，是在感谢谁？也许是他人，也可能是你自己。很多时候，正是你自己，让这些积极的事情发生。

无论你相信的是什么，感恩是一种强大的方式，它可以强化大脑的神经联结，创造出身心的安全与平静。

练习 2：以感恩之心开启一天

当你醒来的时候，在睁开眼睛，特别是在打开手机前，简单地说声"谢谢"。

即使你睡得不是特别好，也要说声"谢谢"。为你已经完成了的休息，为舒适的床，为安全的房间，为开始一天的工作前有机会可以放松，哪怕只是一分钟。

用感恩之心开启你的一天。

练习 3：以感恩之心结束一天

当你关掉灯，躺在床上，闭上双眼时，对你的一天说句"谢谢"。

回顾你的一天，把注意力放在这一天中发生的每一件积极的小事上，默默说声"谢谢"。如果你在夜间醒来，那就对刚刚过去的这段休息时光说声"谢谢"，或者再次回顾你的一天，并表达感激之情。这是让你再次入睡的有效方法。

你也可以用写日记的方式做这个练习，以此来结束你的一天。

练习 4：培养欣赏能力

这是另一个简单、精妙的方法，它可以让你在一天的工作与生活中，随时将安全感带入身体中。如果你感到焦虑或担忧，这个练习尤其有效。

这个练习旨在让你简单地留意并欣赏一天中发生的那些小事。例如，如果你要去散步，那就在你出门前设定目标——去欣赏任何美好的事物，无论它们多么微小。对你在散步时可能遇到的一切说"谢谢"。

- 谢谢你，撒在我脸上的阳光。
- 谢谢你，给我带来温暖的夹克衫。

- 谢谢你，对我微笑的那个人。
- 谢谢你，惬意的漫步与新鲜的空气。
- 谢谢你，尽管我被雨淋湿了，但我并不觉得冷。
- 谢谢你，在我散步时感受到的活力。
- 谢谢你，在我行走时感受到的脚踏实地。
- 谢谢你，这段漫步时光。

看出这有多简单了吧？这个练习能让你随时进入当下，如果你感到恐惧或焦虑，它尤其能够帮助你。你会觉察到此时此地在你的身体内发生了什么，你会留意到周围的环境，而不是陷入焦虑思维的旋涡中。

有时当人们开始做这些练习时，会感到有点卡壳。正如莎拉在刚开始时所说："到目前为止，我这一天还没发生什么好事。"然后，我温柔地引导她去回忆她男朋友在上班前给她的那个美妙拥抱，她洗了一个舒爽的热水澡，早上她还和妈妈聊得很愉快。

我们大脑的求生本能和消极偏好总是想让我们去关注那些负性的事物。我们没有准备好去寻找那些正向的事物，即使是在最黑暗的日子，也总有些人或事是值得感激的。你的挑战是，开始更深入地寻找、留意并承认那些只要你准备好去看见和感受，它们自然就在那里的美好。

练习 5：沉浸在快乐中

当你去做那些令你感觉愉悦的事情时，例如听音乐、跳舞、泡个热水澡等，请允许自己沉浸于那种愉悦中。去品味它、体会它，在这种愉悦感中深呼吸，允许它将你变得柔软。早上醒来的第一件事，和晚上临睡前的最后一件事，就是让自己沉浸在愉悦感中，让这种感觉一点一点渗入你的细胞。在这种感觉中深呼吸，然后对自己说"这种感觉真好"。

我使用"沉浸"这个词是经过深思熟虑的。我们需要告诉自己有些好事正在发生，并让大脑沉浸在这种体验中。花时间这样做是为了创造更强大的联结积极与希望的神经系统。告诉你的大脑，你正在接受愉悦。

我们可以通过无数种小方法来培养愉悦的体验。我们越是练习这样做，就越能更好地产生内在的愉悦感，而不是一味地寻求那些使我们貌似感觉良好的外部刺激。

- 洗完澡后，花点时间用乳液或精油涂抹身体，享受这种感觉。
- 喝茶的时候仔细品味它，真正花时间去感受它的甘美、温度与芬芳，而不是一饮而尽。
- 抚摸你的宠物，享受它柔软、丝滑的皮毛，留意它是怎样沐浴在你的目光中的。
- 享受辛苦工作一天后靠在舒适的椅子上休息的感觉。
- 享受沉默，这是我特别喜欢的一种方式。但对有些人来说，这可能需要花点功夫。当你回到家时，不要打开电视；当你在路上开车时，不要打开收音机。在沉默中待一会儿，允许自己感受平静与平和的降临，因为你已经学会了欣赏静谧。

练习 6：晨间意图设定

早上醒来时别去碰手机，让你的能量与你同在，而不是急于投入一天的生活。闭上双眼，简单地独处一会儿。

不管遇见什么，与这些感受共处。在你与它们共处前，先与你自己共处。

也许你会遭遇恐惧、担忧、悲伤，也许你也会为这一天找到快乐和喜悦。谁知道呢？每一天都是不同的。

去了解你是谁，学会倾听你心灵的渴望。它们会引导你了解自己的呼吸和它想去的地方。

哪些地方的土壤已经变得紧实，并需要更多的营养？你要允许自己不再掩藏内心的渴望。

谁知道你会发现什么呢？

拥抱你的恐惧。

向自己展示你是谁。

知道你是谁。

成为你自己。

你是安全的。

第 11 章

在关系中找到安全感

这场疫情向我们表明：人们需要关系。

——雪莉·特克尔，《群体性孤独》

在前面的内容里，我描述了社会参与的重要性，以及人与人之间有意义和滋养性的联结是多么重要。这些年来，社交媒体的粗浅互动已经成为人际间的主要联系方式，有意义的联结日益匮乏。然而，在经历了社会疏散与隔离后，这场疫情的一个意想不到的积极作用是，许多人开始意识到，他们是多么需要他人以及真正的关系。他们意识到自己多么需要真切地看到他人脸上的真实笑容，他们是多么需要拥抱，以及去感受他人的轻抚。孤独是这一时期最大的"疾病"之一，很多报道称有大量的人感到抑郁，甚至有自杀倾向。

结交新朋友

在疫情暴发前，我在这个社区已经住了 5 年。虽然我总是乐于微笑并和邻居们聊天，但我从未真正与他们中的任何一个人建立过深厚的关系。2020 年 3 月，当英国进行第一次疫情管控时，我开始花大量时间去河里游泳。每次都会有人走过来和我攀谈。养狗以后，我的社交范围又扩大了，以至于现在当我走出家门时，没人跟我说话我都感觉不正常。几年前，作为一个内向的人，我会觉得这样有点令人厌恶，但现在当我出门或去河边遛狗时，我陶醉于相遇时人们的微笑与闲聊。有时出门在外我会感到有点孤独或悲伤，一回来就能被良好的互动所滋养和充实。我现在有了"河畔之友"，我知道我们会成为长久的朋友。

当我们自身充满信任、同情和温暖时，我们恰恰会把它们吸引回我们的生活中。如果我们创造了一种积极、友好的氛围，那么我们在哪里都会遇到朋友。如果我们带着恐惧和不信任社交，那么人们是能感觉到的，他们就会变得疏离。然后我们就会开始感到不被爱和孤独。如果你到处评判他人，那么你就会散发出这种能量，在别人眼里你就会显得不可亲近。通常这是对伤害和拒绝的一种防御机制，为了防御伤害和拒绝，我们往往会告诉自己：

- 我不了解他；
- 他不了解我；
- 他们不在我的"波长"范围内；

- 我只是不适合；
- 我比他们好；
- 他们认为他们比我好。

我们都有感到孤独的时候，但孤独的想法来自一个错误的概念，即我们是独立于这个世界而存在的独立部分。人类是社会性动物，我们都是相互联系的，如果我们允许自己进入这种彼此联结的状态，那么我们都可以体验到深刻的归属感、稳定感和安全感。那么我们如何做到这一点呢？

同样，我们可以再一次向大自然，特别是树木学习。科学家彼得·沃勒本（Peter Wohlleben）已经发现，树木把从根尖长出的细毛组织与微观的真菌丝结合在一起，以此形成它们的通信网络以便连接彼此。这种网络被称为菌根网络，它们使树木之间能够彼此"交谈"。科学家甚至把这种网络称为"树木的外网"。换句话说，树与树之间是相互联系的，它们通过这种联系而发展壮大——我们也可以。

自然界中的一切都是相互联系的，我们也是。当我们开始意识到并感受到这种联结时，我们的孤独感就会随之消融。我们开始体验到深深的归属感。

但是，我们如何在这个孤独的时代建立联结呢？首先，我们必须信任他人，我们需要敞开心扉与他人甚至陌生人建立联结。这通常不会在一夜之间发生，特别是如果我们过去被"不要相信他人"的忠告所制约，我们就更难做到了。或者可能我们已经告诉自己我们不需要别人，我们是孤家寡人，最好自己待着。切记，不愿意信任他人和缺乏安全感等表现可以追溯到你的祖辈。这些表现和模式甚至可能都不属于你！事实上，尽管有时他人并不和善，但研究表明，孤独和社会隔离是精神疾病和消极情绪的主要来源。现在是时候基于我们共同的人性去认识并发现安全感了。是时候提醒自己，尽管表面上我们害怕被拒绝，但是其实我们深深地联系在一起，只是我们不曾看到。

以下练习是我从德布·达纳的实践和佛教实践中改编而来的。一路走来，我亲身实践，有些做法非常有效。

练习 1：准备好与你的心联结

如果你确实渴望与他人建立联结，确实想打开心扉去信任他人，并渴望结交新的朋友，那么我相信这个练习将非常有效。也许你想与你现有的朋友或家人更深入地联结。

这项美妙的练习基于激活社会参与系统，该系统位于你的头骨底部。

在你开始练习前，在脑海中保持一种意图，即与他人进行更开放、更深入的交流。

现在将你的手放在头骨底部，让手去感受头的重量。然后休息一分钟左右，睁眼或闭眼都可以。

移动你的手，一只手放在脸旁，另一只手放在胸口心脏的部位。以这个姿势保持呼吸，想象能量在脸部和心脏之间流动，把它看作一个能量流循环系统，从脸部流向心脏，再从反方向返回。让自己在能量的流动中柔软下来，感受眼睛和面部的放松。这种心与脸的联结是社会参与系统的重要组成部分。当我们以这种方式激活社会参与系统时，我们就会自然散发出友好与平易近人的光芒。这个练习对舒缓社交中的不自信和不安全感也很有效。

保持这个姿势，深呼吸一两分钟，当你这样做时，想象自己的脚底开始长出根，这些根将你与所有的生命联结起来。想象你将积极的意图输送进你与世界的联结中。

练习 2：独自静观

这个练习基于一个美妙的佛教实践。不管你的信仰如何，我们都可以从中受益。如果你已经做了前面的练习，那么这个练习会更加有效。

第 1 步：想象一个你爱的人——孩子、父母、亲密的朋友或珍爱的宠物。把他们的形象带入想象里，让自己感受到你对他们的爱。当你实践时，可以使用练习 1 中提到的心与脸的能量循环练习，去感受温暖、柔软和开放的心态在你的体内蔓延，让你爱着他们的感觉传遍你的全身。

第 2 步：想象一个你认识但不熟悉的人——他可能是某个同事或邻居，或者是超市里的工作人员。对比一下，去体会你对这个人的感觉和你对刚才的人的感觉有什么不同。你对他们的感觉是怎样的？你可能会微微感到温暖或同情。也有可能，你会无动于衷。你能想象他们的生活吗？你能想象他们对幸福的渴望吗？你能想象他们的希望、梦想与痛苦吗？你能体验到他们的经历吗？他们可能也身处孤独——就像你一样——而当你以这种方式与他们建立联结时，你支持他人的互动之网将变得更为强大。

第 3 步：将这种觉知和接纳带入你的世界，开启你的一天。你不必非要等到他人向你敞开心扉，你才能敞开你的心扉。带着开放的心态和更多的接纳，你会发现不管走到哪里，你都能与人建立联结。

在你出门散步或去超市前，设置一个向他人微笑的意图。别带手机。走路时带着一种内在的笑意，如果觉得合适，可以尝试当你与他人目光接触的时候，让你的眼神柔软一些。越是勤于练习，你就越容易判断对陌生人微笑或者与他们交谈是否真的安全。与超市里的员工交谈，去了解他们的名字。我现在知道，在我家附近的超市里工作的海泽尔喜欢园艺，布巴卡正在攻读计算机科学学位，而安东正在努力戒烟。

请放下手机，去练习与他人联结，去享受对陌生人表现出同理心和慈悲心的感觉，享受这样做带给你的归属感和联结感。

练习 3：深度支持

生活中我们都需要支持。我们可能觉得自己需要独自赶路，无法向他人伸出援手，但事实是，我们不该孤立地存在。关于成长我们必须了解的一件事是，知道何时该向他人求助，如朋友、家人或专业人士。

友谊可以有多种形式，以满足我们不同的需求。我们有一起放声大笑的朋友，一起举杯痛饮的朋友，一起大喊大叫或抱头痛哭的朋友。我们可能还会有这样一类朋友，他们很有趣，但我们不会与之深入交往。

这是一个反思练习，最好以写日记的方式进行。

- 在你的生活中，什么人或什么事在深深地支持你？
- 你能和谁一起大笑？
- 你能和谁一起痛哭？

至少花几分钟时间来思考并写下这些问题的答案。

支持你的也可能是某些事物，例如，在大自然中漫步或在河水中畅游。对我而言我的狗就是我最大的支持资源之一。

现在，想一想在你的生活中有哪些资源。

如果做这个练习让你意识到你的身边确实缺少足够的支持，那么你应当怎样构建自己的支持系统呢？

莎拉的故事

当我让莎拉思考她生活中的支持性资源时，在她意识到自己已经习惯于承担照顾者的角色后，她显得很激动。通常情况下，当她的朋友带着问题和忧虑来找她时，她就是那个对方随时可以趴在她肩上哭泣的最佳人选，但她并没有得到什么回报。当我问她是否曾经向朋友和家人寻求支持时，她说自己并没有。我们讨论了若在这些关系中诚实地表达自己，她是否会感到足够的安全，她说没有，因为她害怕被评判。当我们结束会谈时，她显得若有所思。

几周后，我见到了莎拉，和她聊了聊。她的心情明显变好了。她要和一个朋友去看一场脱口秀，这个朋友认为她需要振作起来。她还和她的母亲及哥哥坦诚地沟通了一下，她对他们的接纳与关心感到惊讶。

为自己创造深层次的支持需要敞开心扉，并允许自己脆弱。它需要信任，既信任他人，也信任我们自己。

我邀请你在每天早上睁开眼睛前，重复以下肯定句。在开始创造接纳状态前，先做几次深呼吸。然后说：

- 我愿意敞开心扉，去接受周围人的支持和爱；
- 我愿意敞开心扉，去接受宇宙的丰盛支持，而且我期待着去接受它。

每天早上重复上述肯定句，至少持续一周。

第 12 章

疗愈被削弱的根

创伤不会沉睡，即使死亡也无法将它带走。它伺机埋伏且持续存在，在后代某个孩子的身上寻找沃土。

——诺曼·道伊奇（Nouman Doidge），医学博士，《重塑大脑，重塑人生》（*The Brain That Changes Itself*）

之前我分享了我的家族故事，希望它能够启发你去思考自己的根，去想想你来自哪里。在创作这本书的过程中，我依然在探索我因家族创伤被削弱的根部。我的这一旅程将是持续的。但随着每一次愈合的发生，我更深入地融入我的生活和身体中，我感到更安全，也睡得更沉了。

练习 1：探索你的家谱

我现在为你提供一些温和的反思性练习，帮你审视你的家族历史。你可以就这些问题做简单的冥想或以写日记的方式来练习，也可以在受过训练的治疗师的指导下进行。你需要深入思考，你甚至可以就其中的一个问题思考几天，从容思考，不必急躁。

- 你是谁，你从哪里来？
- 你曾经探索过你祖辈的故事吗？
- 有什么特别的故事浮现出来吗？如果有，是什么让你觉得特别？
- 有让你觉得特别亲近的亲人吗（即使你从未见过他们）？
- 你何时感觉到了与他们的联结？
- 他们对你来说意味着什么？
- 你能否去破解那个造就了你的根源？你何以是你？它们又是如何让你处于现在的位置的？
- 你能看到它们是如何与你的个性以及你所表现出的特质相联系的吗？
- 你能看到根的哪些部分使你踏实、稳健吗？它们来自何处？
- 你能找出那些需要被治愈的部分吗？
- 在生活中，你可能会感到自己在某些领域受到阻碍，因此你退缩了，或者觉得自己在某些方面被限制了。
- 哪些是需要滋养的根？
- 你在哪些方面感到成长受阻、潜力受限？

认真思考几天，写下你的答案——不要期待答案即刻出现。让它们在你的理解中释放魔力，使你最大限度地受益于这些回答，而它们来自一颗开放的心。你这样做是在给自己一次疗愈的机会，使你和家族系统得到治愈，并确保你自己的安全。

练习 2：树木冥想练习

和你分享一个我经常做的冥想练习，我也把它推荐给了很多客户。我已经有了一棵我最喜欢的树，它就在我家附近的泰晤士河边，但有时我只是简单地闭上眼睛调动想象力来做这个冥想练习。

这个练习非常简单，冥想的时候最好不被任何事分心（尤其是手机）。我建议你先花点时间通读这个练习，然后在没有任何提示下进行实践。没有对与错，你只要按你自己的方式去做就行。去享受和留意在一天的时光里，这个练习给你带来的益处。

我邀请你在接下来的漫步里，更多地留意你周围的树木。有哪一棵树特别吸引你吗？如果没有，就找一棵自然出现在你面前的树并站在树下。如果脱掉鞋子坐在树下就更好了，但你不必非要这么做，只是站在树下就足够了。当你凝视这棵树时，把你的意识放在脚上，感受自己牢牢地踩在大地上。

你能看见树的根部吗？如果不能，你可以想象树的根须在地下盘根错节，它们强有力地擎起这棵大树，让它稳稳地立于地面，保持着它的安全。

现在深吸一口气，通过你的脚把气向下呼出。想象粗大的根须正从你的脚底生长出来，想象它们向下扎去，穿过土壤，与树的根部相遇并融合。去感受自己更深地伸向大地，感受你的踏实、稳健与安全。

感受你与这棵树的联结，感受它对你的庇护，它令你扎根，给你带来安全感。如果你感到任何恐惧或焦虑，尝试把它们呼出去——用你自己的"树根"把它们呼出去并把它们输送给土壤。

让这棵树告诉你，你如何在身体里找到安全感。你可以随时回到它身边，甚至只需通过想象就可以完成。你只需闭上双眼，想象你面前这棵属于你的树，它为你带来安慰、庇护和力量。你需要做的就是回归你自己，回归你的身体，感受你的脚和你的呼吸。

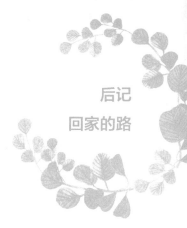

我们不是有精神体验的人类，我们是具有人类体验的精神。

——皮埃尔·泰尔哈德·夏尔丹（Pierre Teilhard de Chardin）

归根结底，安全感的追寻之旅是一条回家的路——回归身体的家，回归安放我们的"容器"，回归我们自己和我们的心灵。

在生活中，我们已经失去了方向。我们忘记了自己到底为何来到这里。

在这个过程中，我们向外探寻，企图通过掌控外部环境获得安全感，我们时常把自己束缚在完美主义的死结里。

也许在找到真正的安全感前，我们以及我们的生活需要被解绑，我们需要面对自己最大的恐惧。

是的，这项工作——这项真正的工作，它需要勇气。当你出走已久，终于回归自己的身体家园时，你会发现房间昏暗、尘土满地，那是因为它被封锁甚至被抛弃太久了。回来可能是可怕的。在疫情防控期间，很多人做了奇怪的梦。我曾多次接受采访，知道很多人都做过那种"被封锁的梦"。最常见的是身处密室、阁楼或地窖，而他们不知道那其实正是他们的家。人们之所以做这些梦，是因为他们在整个封锁期间被迫进行反省，这使他们打开了那些内在的门，从而必须与内心的恶魔四目相对。很多人由此发现了自己的潜能，提升了新的信任与信仰水平——他们找到了内在安全感。

你必须勇敢地打开这些门。但是，当你开始挖掘希望、信仰、信任、快乐等所有使我们感到安全的东西的源泉时，你会发现回报是如此惊人。你不仅能感觉到它，而且你开始向你周围的人（你的孩子、爱人、朋友、同事以及整个世界）散发如火的热量与光芒。我们都希望生活在一个更安全的世界，所以我们必须成为我们渴望在这个世界上看到的变化本身。要做到这一点，我们必须记住我们是谁以及我们不是谁。

在创作这本书的时候，我遭受了一次毁灭性的、意想不到的个人损失。我发现自己身处一个深不见底的幽暗之处，我已经有几十年没有去过那里了，而且我以为自己再也不会回去。然而显然不是。我又回到了那个地方，我甚至不确定自己是否有力量离开那里。终于，我开始看到微弱的希望之光，于是我开始了回归之旅。而这一次不同，因为这一次我有了更多的资源，我有一个满满的"工具箱"，以及确信一切都会好起来的深深信念。

此刻，当我坐在这里写下这些文字时，我感叹在过去几个月里，我的心灵之路已经行进得如此之深。我惊叹于自己探寻到了心灵的裂缝，它让我可以坐在这里，以真实感受创作此书，我相信必须具有相当的深度与考古般的挖掘精神，才能成就本书。我创作这本书已经超过 15 年了，它来自我的心灵深处。我就这样坐在键盘前——并不是所有时候我都心甘情愿——而现在我终于完成了它。对我来说，它呈现的是平和、满足与内在的安全，而此前我从未体会过这些。我觉得自己正在真正地、无所畏惧地茁壮成长。

我希望你也能这样，我也希望我们的世界能这样。我们被恐惧包围，过往这几年人们害怕离开自己的家，害怕拥抱，甚至害怕对陌生人微笑。我相信人们甚至害怕成长。在我所到之处，我听见人们都在说"凑合活"，好像在这个时代就不可能成长。这并不奇怪，因为环绕四周的尽是如此强烈而消极的信息——这个世界并不安全。也许在某种程度上确实如此。然而我知道的是，我们可以选择由我们内在的安全感来引导这个世界外在的不安全。只有这样做，我们才能给自己创造成长的机会。人类的生理设计同时照顾了安全与不安全的需要。每时每刻，我们都在这二者中决定从哪里开启生活。但前提是，我们每个人都必须做出选择。

雷诺·威恩（Raynor Winn）在《盐之路》（*The Salt Path*）中讲述了一个真实的故事：一对 50 多岁的夫妻，因运气不好倾家荡产，他们所有的财产都用于抵债了。事情似乎真的不能再糟了，丈夫又被诊断出患有严重的晚期疾病。带着所剩无几的钱，他们决定徒步走完 1000 多公里的英国西南海岸线。当止痛药用完后，事情变得更糟了，丈夫陷入了戒断反应状态。但随着故事的展开，随着他们在大自然中狂野而自由的生活，他们找到了内心的安全感和平静。

安妮塔·穆贾尼（Anita Moorjani）在她的回忆录《再活一次，和人生温柔相拥》（*Dying To Be Me*）中，描述了她是如何在经历了异乎寻常的濒死体验后，发现了生命的真正目的。而在此前，她从不知道这一点。这是一个非凡的故事：她被诊断出患有晚期癌症，躺在重症监护室里奄奄一息。从所有的意图和结果来看，她确实"死"了，但她选择了回来。在这个过程中，她和她的生活都发生了改变。她现在已经成为一位重要的精神导师，引领并敦促我们：我们存活于世，要充分活出生命的真实本性——我们的精神本性。而我们中有很多人确实忘记了。

在工作中，我非常荣幸地看到无数人踏上了相同的征程。同样，我也看到还有一些人却在变得萎靡不振、日益倦怠，因为他们还在向外探求以获得安全感。我所合作的许多企业，其工作环境对它们的员工而言，非常艰难。员工们丰厚薪酬的代价到底是什么？这些企业的员工似乎有着最高的倦怠率，他们普遍没有安全感，而这并不令人感到惊讶。我认为他们没有灵魂，正在变得日渐颓废。

我的工作是将人们与他们的精神相互联结，提醒他们，什么才是他们能量的最大来源，什么是他们安心休憩的终极方式，什么是他们感受安全与体验愉悦生活的最佳途径。现在，我们比以往任何时候都更需要谨记，因为遗忘的代价太过高昂。我们受苦，我们的孩子继续受苦，世世代代都会受苦。就让我们做出不同的选择，就让我们选择记住。

那么我们选择记住什么呢？这就要求我们回溯到那个真正的、本初的自我——那个在出生前就已经存在且一直存在的自我。但是现在，在日常生活中，我们感到恐惧、困惑，忙得焦头烂额，我们又如何去记住并体验那个自我？请停下来，就是现在，让自己与当下同在。正如我在本书中多次向你展示的那样，深呼吸，感觉你的脚踩在大地上。不断地去做练习，毕竟每天有 1440 分钟，你总归是有时间练习的。我向你保证，如果你练习得足够多，你就会发现自己的内在，正是它引导你、保护你，使你感到安全，即使你的生活摇摇欲坠、混乱不堪。

此刻，在你放下这本书前，请放松一会儿，深呼吸，将你的手放在胸口，并问自己：现在我已经读完了这本书，为了寻找内在安全感，为了最大限度地完成探寻之旅，我打算从哪里开始呢？

那么，现在就开始吧！

版 权 声 明

All Rights Reserved. Authorised translation from the English language edition published by John Wiley & Sons Limited. Responsibility for the accuracy of the translation rests solely with Posts & Telecom Press Co.,Ltd and is not the responsibility of John Wiley & Sons Limited.

No part of this book may be reproduced in any form without the written permission of the original copyright holder, John Wiley & Sons Limited.

本书中文简体版授权人民邮电出版社有限公司在全球独家出版发行。

未经出版者许可，不得以任何方式复制或者节录本书的任何部分。

版权所有，侵权必究。

著作权合同登记号 图字：01-2022-4258 号